Adieu Calvitie

Le guide pour réussir votre greffe de cheveux en Turquie

Sébastien BALBIANI

Avertissement

Le présent ouvrage est destiné à des fins d'information uniquement. Bien que l'auteur ait fait tout son possible pour garantir l'exactitude des informations contenues dans ce livre, aucune responsabilité ne peut être engagée en cas d'erreurs ou d'omissions.

Le contenu de ce livre ne doit pas être considéré comme un substitut aux conseils d'un professionnel de la santé. Avant de suivre les informations présentées dans ce livre, il est recommandé de consulter votre médecin traitant. L'auteur ne saurait être tenu responsable de pertes ou de dommages résultant de l'utilisation ou de la mise en œuvre des informations contenues dans cet ouvrage.

Les informations et les références de ce livre sont fournies à titre informatif uniquement et se basent sur les expériences personnelles de l'auteur. Ce contenu n'a pas pour vocation de fournir des conseils médicaux, juridiques, ou de proposer des diagnostics ou des traitements de problèmes de santé. Il ne saurait remplacer les soins médicaux prodigués par un professionnel de la santé agréé et qualifié.

L'achat de ce livre implique que vous comprenez que l'auteur n'est pas impliqué dans la fourniture de services médicaux, juridiques, comptables ou autres services professionnels. Si des conseils juridiques ou d'autres expertises professionnelles sont nécessaires, il est préconisé de consulter un professionnel compétent dans le domaine concerné.

Sommaire

Introduction 1

Chapitre 1 : Pourquoi la Turquie est devenue la destination phare pour les greffes de cheveux 3

    L'essor du tourisme médical en Turquie 4

    L'expertise turque en matière de greffe de cheveux 5

Chapitre 2 : Comprendre la calvitie 9

    Les différentes formes de calvitie 10

    Les causes de la calvitie : Comprendre les mécanismes de la perte de cheveux 12

    La prévention de la calvitie 14

    Impact psychologique de la perte de cheveux 16

Chapitre 3 : Traitements de la calvitie 18

    Les traitements médicamenteux 19

    Les autres options de traitement 20

Chapitre 4 : Les différentes techniques de greffe de cheveux 22

    La technique FUT (Follicular Unit Transplantation) 23

    La technique FUE (Follicular Unit Extraction) 23

    La technique DHI (Direct Hair Implantation) 24

    La technique FUE robotisée 25

Chapitre 5 : Préparation à la greffe de cheveux en Turquie 29

    Choisir la bonne clinique et le bon médecin 30

    La consultation pré-greffe : évaluation et planification 34

    Préparer son séjour en Turquie 37

Chapitre 6 : Le jour de la greffe 43

L'accueil et l'accompagnement à la clinique 44

Le déroulement de l'intervention 45

Les soins post-opératoires immédiats 49

Chapitre 7 : La période post-greffe 53

La phase de récupération et les soins à domicile 54

Les visites de suivi et les ajustements éventuels 56

Les résultats à court, moyen et long terme 59

Chapitre 8 : Témoignages et études de cas 62

Récits de personnes ayant subi une greffe de cheveux en
Turquie 63

Leurs expériences, conseils et recommandations 67

Analyse des résultats et évolution dans le temps 70

Chapitre 9 : Conseils pour maintenir et optimiser les résultats 74

Les traitements complémentaires pour renforcer les cheveux 75

Les habitudes de vie saines pour préserver la santé capillaire 77

Gérer les attentes et la satisfaction 80

Chapitre 10 : Questions fréquemment posées 84

Conclusion 91

ANNEXES 93

Annexe 1 : Liste des 10 cliniques contactées pour ma greffe de
cheveux 94

Annexe 2 : Glossaire des termes techniques liés à la greffe de
cheveux 97

Annexe 3 : Ressources supplémentaires et contacts utiles 100

Introduction

Mon histoire personnelle commence dans le sud de la France, où je vis avec ma partenaire et nos deux enfants. Je suis banquier de profession et, bien que j'aie franchi le cap de la quarantaine, je suis toujours passionné par le sport, en particulier la musculation. Prendre soin de moi-même est une priorité et je m'efforce constamment de m'améliorer, tant sur le plan physique que mental.

Au fil des années, j'ai remarqué que ma calvitie s'étendait progressivement. Mes golfes se creusaient et, pire encore, la tonsure sur le dessus de ma tête a commencé à se dégarnir. Mon coiffeur, Mathieu, évitait soigneusement de me montrer cette zone avec son miroir à la fin de chaque coupe. J'ai essayé de camoufler ma calvitie en me coupant les cheveux plus courts, puis en les laissant pousser plus longs. Mais la vérité était inévitable : j'étais dégarni. Un jour, un commentaire de mon collègue Allan, qui avait une vue plongeante sur le sommet de ma tête, a été la goutte d'eau qui a fait déborder le vase : "Tu as une sacrée calvitie". C'est à ce moment-là que j'ai décidé de prendre des mesures.

Malgré mon aversion pour la chirurgie, j'ai finalement décidé de sauter le pas lorsque j'ai vu les résultats impressionnants obtenus par mon très bon ami Clément, qui avait également subi une greffe de cheveux. Clément était toujours coiffé d'une casquette, que je pensais être une partie de son look sportif. Ce n'est que lorsqu'il a dévoilé son crâne chauve et m'a annoncé son intention de subir une greffe de cheveux en Turquie que j'ai compris la réalité de sa situation et le désarroi qu'il avait dû ressentir pendant toutes ces années.

La Turquie est reconnue mondialement comme étant un leader dans le domaine de la greffe de cheveux, et ce, à un coût imbattable. Après avoir entrepris des recherches approfondies et contacté une dizaine de cliniques, j'ai finalement choisi la même clinique que Clément.

Avant l'opération, j'étais très excité et confiant. Je savais que je serais plus heureux avec une chevelure plus fournie, que je serais une version améliorée de moi-même. J'étais conscient que la perte de cheveux était un complexe souvent inavoué chez les hommes, et j'étais prêt à affronter ce défi.

Aujourd'hui, je suis fier de partager mon expérience et d'informer d'autres personnes sur la greffe de cheveux comme une étape positive dans leur propre cheminement de développement personnel. Mon objectif principal au travers de ce livre est de vous accompagner et de vous guider dans votre réflexion sur la greffe de cheveux en Turquie. Je souhaite partager mon expérience personnelle, mes connaissances et mes recherches afin de vous aider à prendre une décision éclairée concernant cette intervention qui pourrait changer votre vie.

J'espère que ce livre vous aidera à comprendre les causes et les différentes formes de calvitie, à démystifier la greffe de cheveux et à découvrir pourquoi la Turquie est devenue une destination de choix pour cette procédure. Je vous guiderai également dans le choix de la clinique et du médecin, dans la préparation de votre voyage et de votre séjour en Turquie, et je vous donnerai des conseils sur le déroulement de l'intervention. Enfin, je partagerai des témoignages et des conseils pratiques, basés sur mon expérience personnelle et celle de nombreux autres patients ayant subi une greffe de cheveux en Turquie.

Je vous invite à me rejoindre dans cette aventure, à découvrir ce que la greffe de cheveux peut vous apporter et à franchir le pas vers une nouvelle version de vous-même, confiante et épanouie.

Chapitre 1 :
Pourquoi la Turquie est devenue la destination phare pour les greffes de cheveux

L'essor du tourisme médical en Turquie

L'essor du tourisme médical en Turquie est un phénomène notable qui a des implications significatives tant sur le plan économique que social. Cet essor a été stimulé par une combinaison de facteurs uniques qui ont positionné la Turquie comme une destination de choix pour ceux qui cherchent des soins médicaux à l'étranger.

Selon une étude de l'Université de Columbia, le tourisme médical est une industrie de 55 milliards de dollars à l'échelle mondiale, avec une croissance annuelle de 22,6 % en Turquie. Les touristes médicaux qui voyagent en Turquie reçoivent en moyenne plus d'une procédure médicale pendant leur séjour, ce qui contribue à dix milliards de dollars de devises étrangères dans l'économie turque en 2017.

Plusieurs raisons expliquent pourquoi les individus choisissent la Turquie comme destination pour le tourisme médical. Premièrement, il est facile de voyager en Turquie. De plus, la Turquie offre des prix plus bas par rapport à l'hémisphère occidental. Le gouvernement turc incite au tourisme médical grâce à des offres publicitaires lucratives.

Le tourisme médical en Turquie a permis au pays de réformer son système de santé en un système qui rivalise avec la qualité des soins de santé de l'hémisphère occidental. Depuis 2010, il y a eu une augmentation significative des patients voyageant en Turquie pour des soins de santé. Cela a inspiré la réforme des soins de santé en 2013, la Turquie instituant un système de santé financé et organisé par l'État. En 2013, le gouvernement turc a créé des hôpitaux de ville financés par l'État. Ces hôpitaux ont été créés pour le tourisme médical, atteignant des niveaux de qualité jamais vus auparavant dans le pays.

En plus de l'impact économique positif, l'essor du tourisme médical a également eu un effet bénéfique sur la qualité des soins de santé en Turquie. Les hôpitaux turcs sont maintenant reconnus pour leur qualité, et les professionnels de la santé y sont hautement qualifiés, capables de communiquer en anglais et dans d'autres langues. Des hôpitaux comme le World Eye Hospital sont renommés pour leurs services d'ophtalmologie de pointe.

Cependant, l'essor du tourisme médical a également eu un impact sur le déplacement des professionnels de la santé. Les hôpitaux privés ont drainé certains des médecins des hôpitaux publics, en particulier dans les zones urbaines comme Istanbul, Ankara et Antalya. Il y a eu un "brain drain" où les membres de la main-d'œuvre de la santé ont quitté les zones rurales et ont déménagé dans les villes urbaines où ils peuvent réaliser de plus grands profits grâce à l'industrie du tourisme médical.

En conclusion, le tourisme médical en Turquie est une industrie en croissance rapide qui a eu un impact majeur sur l'économie et le système de santé du pays. Cependant, il est important de considérer les conséquences potentielles sur la distribution des ressources de santé entre les zones urbaines et rurales.

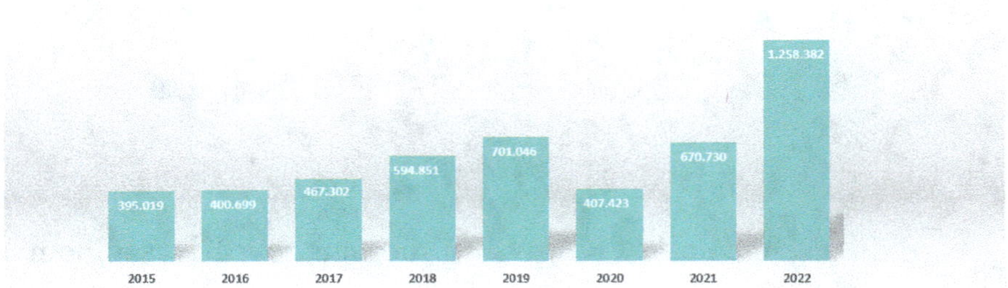

Source : ushas.com.tr/fr

L'expertise turque en matière de greffe de cheveux

La Turquie est devenue un véritable pôle d'excellence mondial dans le domaine des greffes de cheveux, se démarquant par des attributs très spécifiques qui ont conduit à sa position actuelle de leader. C'est en 2022 que l'essor remarquable de ce secteur a atteint des sommets, avec plus de 200 opérations de greffe de cheveux effectuées quotidiennement, totalisant 642 244 interventions sur l'année. Cette performance impressionnante a propulsé la Turquie en tant que destination privilégiée pour plus d'un million de touristes de santé, générant environ 2 milliards de dollars de revenus.

La dynamique exceptionnelle de ce secteur repose sur une combinaison de facteurs :

> Coût avantageux : Les prix en Turquie sont nettement inférieurs à ceux pratiqués en Europe ou en Amérique du Nord. Avec des tarifs oscillant entre 1500 et 3500 euros pour une greffe de cheveux de qualité, le pays offre une alternative économiquement attractive par rapport aux coûts occidentaux, qui peuvent atteindre 15 000 euros.

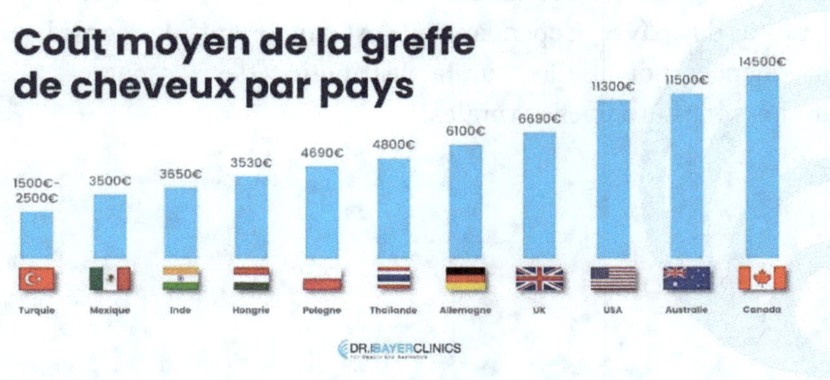

> Expertise médicale : Le pays est reconnu pour le grand nombre de médecins et chirurgiens spécialisés dans la greffe de cheveux. Les cliniques turques, souvent équipées des technologies les plus récentes, garantissent un niveau élevé d'expertise et de qualité de soins.

> Législation favorable : Les autorités turques ont favorisé l'essor du tourisme médical en adoptant une réglementation de haute qualité et de sécurité pour les cliniques.

> Offres tout compris : Les cliniques proposent des forfaits attractifs comprenant les frais d'intervention, l'hébergement, les transferts et parfois les repas, permettant aux patients de se concentrer sur leur rétablissement.

- ➢ Accueil chaleureux et service personnalisé : L'hospitalité et le sens du service des Turcs sont mondialement reconnus. Les cliniques mettent l'accent sur un accompagnement personnalisé, avec des équipes multilingues pour faciliter la communication.

- ➢ Opportunité de tourisme : En plus des interventions médicales, la Turquie offre une richesse culturelle et historique, avec des sites comme Istanbul, Antalya ou la Cappadoce, transformant une expérience médicale en un voyage enrichissant.

- ➢ Accès facile : Grâce à sa position géographique stratégique et à des infrastructures modernes, la Turquie est facilement accessible.

- ➢ Témoignages positifs : De nombreuses personnes ayant opté pour une greffe de cheveux en Turquie ont partagé leurs expériences positives, renforçant la réputation du pays.

- ➢ Cliniques certifiées et accréditées : La majorité des cliniques sont certifiées par des organismes internationaux comme la JCI ou l'ISHRS, attestant de la qualité des soins prodigués.

- ➢ Suivi post-opératoire : Les cliniques turques attachent une grande importance au suivi à distance après l'intervention, garantissant ainsi de meilleurs résultats à long terme.

Dans ce contexte, des entreprises comme IdealofMeD, basée à Istanbul, ont pris la tête de ce marché en pleine expansion. La récente acquisition de Hairtransplantation.com par IdealofMeD marque une étape supplémentaire dans sa stratégie de développement axée sur la technologie. L'objectif est de faire de Hairtransplantation.com une marque mondiale proposant les meilleurs forfaits de greffes de cheveux, contribuant ainsi à la croissance du tourisme médical en Turquie.

On s'attend à ce que le secteur continue à se développer, avec des prévisions de doublement de sa taille d'ici 2030 pour accueillir plus de 2 millions de touristes médicaux. L'intégration de la technologie et de l'intelligence artificielle, comme le fait IdealofMeD, est en train de transformer l'industrie et de rendre les réservations pour des interventions médicales plus accessibles et pratiques.

En résumé, la Turquie est devenue la destination phare pour les greffes de cheveux grâce à une combinaison de facteurs tels que le coût avantageux, l'expertise médicale, la législation favorable, les offres tout compris, l'accueil chaleureux et le service personnalisé, l'opportunité de tourisme, l'accès facile, les témoignages positifs, les cliniques certifiées et accréditées, ainsi que le suivi post-opératoire. Ces éléments ont fait de la Turquie un choix évident pour de nombreuses personnes souhaitant retrouver une chevelure dense et naturelle.

Chapitre 2 :

Comprendre la calvitie

Les différentes formes de calvitie

La calvitie peut prendre plusieurs formes, en fonction des causes et du schéma de la perte de cheveux. Les formes les plus courantes de calvitie sont :

> ➤ L'alopécie androgénétique : C'est la forme la plus courante de calvitie, touchant principalement les hommes, mais aussi certaines femmes. Elle se caractérise par un recul progressif de la ligne des cheveux et/ou un éclaircissement des cheveux au sommet du crâne. La calvitie masculine suit généralement un schéma défini, tandis que la calvitie féminine se manifeste par un éclaircissement diffus des cheveux sur l'ensemble du cuir chevelu.

> ➤ L'alopécie areata : Cette forme de calvitie est causée par un dysfonctionnement du système immunitaire qui attaque les follicules pileux. Elle se manifeste par des plaques rondes et bien délimitées de perte de cheveux, qui peuvent toucher n'importe quelle partie du cuir chevelu. L'alopécie areata peut être temporaire ou chronique, et son évolution est imprévisible.

> ➤ L'alopécie de traction : Cette forme de perte de cheveux est due à une tension excessive sur les follicules pileux, souvent causée par des coiffures serrées, des extensions capillaires ou des traitements chimiques agressifs. L'alopécie de traction peut être réversible si la cause de la tension est éliminée, mais elle peut également devenir permanente si les follicules pileux sont endommagés de manière irréversible.

Il est également important de noter qu'il existe d'autres formes moins courantes de perte de cheveux qui peuvent affecter les individus. Bien que moins répandues, elles méritent d'être mentionnées pour une compréhension plus complète de la calvitie.

> ➤ L'alopécie cicatricielle : Cette forme de calvitie se produit lorsque le follicule pileux est détruit et remplacé par du tissu cicatriciel, entraînant une perte de cheveux permanente. Elle peut

être causée par une variété de conditions médicales, y compris des infections de la peau, des maladies auto-immunes, ou des traumatismes physiques tels que des brûlures ou des blessures.

➤ L'effluvium télogène : C'est une condition temporaire où une grande quantité de cheveux passe en phase de repos (télogène) et tombe, généralement en réponse à un stress physique ou émotionnel important, comme une maladie grave, une chirurgie, une grossesse ou un stress psychologique sévère. Les cheveux commencent généralement à repousser sans traitement une fois la cause du stress résolue.

➤ L'alopécie universelle : Cette forme rare de calvitie se caractérise par la perte de tous les cheveux du corps, y compris les cils, les sourcils et les poils pubiens. Elle est généralement causée par un dysfonctionnement du système immunitaire, tout comme l'alopécie areata, mais elle est beaucoup plus sévère.

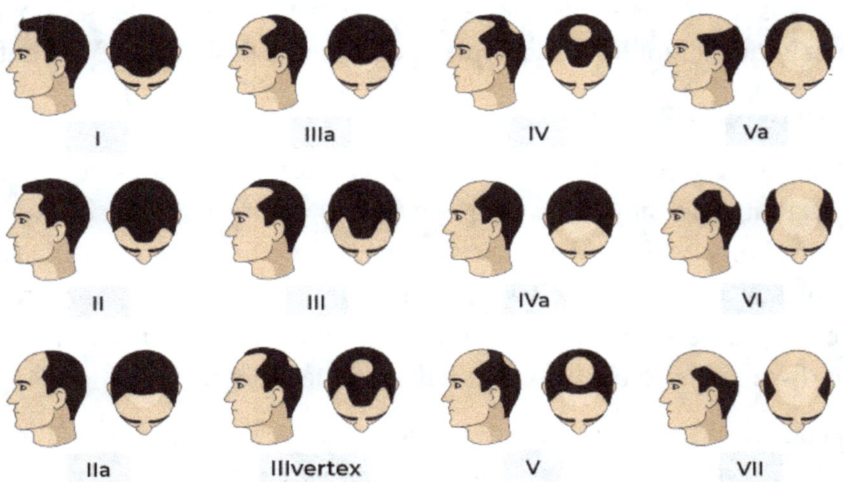

Echelle de Hamilton-Norwood pour évaluer la calvitie d'un homme

En résumé, les causes de la calvitie sont multiples et complexes, impliquant des facteurs génétiques, hormonaux et environnementaux. Comprendre ces mécanismes est essentiel pour aborder la perte de cheveux de manière appropriée et envisager les solutions les mieux adaptées à votre situation.

Les causes de la calvitie : Comprendre les mécanismes de la perte de cheveux

La calvitie, est un phénomène courant qui touche de nombreuses personnes à travers le monde. Pour mieux comprendre ce processus et envisager les solutions appropriées, il est essentiel de connaître les causes et les mécanismes à l'origine de la perte de cheveux. Dans cette partie, nous aborderons les principales causes de la calvitie, en mettant l'accent sur les facteurs génétiques, hormonaux et environnementaux.

Facteurs génétiques

La calvitie est en grande partie une question de génétique. Les recherches ont montré que la prédisposition à la perte de cheveux est largement héritée de nos parents. Les gènes responsables de la calvitie sont présents sur les chromosomes sexuels, ce qui signifie qu'ils peuvent être transmis à la fois par le père et la mère. Plusieurs gènes sont impliqués dans ce processus, et leur combinaison détermine la probabilité de développer une calvitie, la rapidité de la perte de cheveux et le schéma de la chute.

Facteurs hormonaux

Les hormones jouent également un rôle crucial dans le développement de la calvitie. La dihydrotestostérone (DHT) est une hormone dérivée de la testostérone, qui est présente chez les hommes et les femmes, bien que les niveaux soient plus élevés chez les hommes. La DHT a pour effet de rétrécir progressivement les follicules pileux, ce qui entraîne un affaiblissement des cheveux et, finalement, leur chute.

Les personnes génétiquement prédisposées à la calvitie ont des follicules pileux plus sensibles à la DHT. Avec le temps, cette sensibilité provoque un raccourcissement du cycle de croissance des cheveux, de sorte que les nouveaux cheveux deviennent de plus en plus fins et fragiles. Finalement, les follicules cessent de produire de nouveaux cheveux, ce qui entraîne la calvitie.

Facteurs environnementaux

Bien que la génétique et les hormones soient les principales causes de la calvitie, d'autres facteurs environnementaux peuvent également contribuer à la perte de cheveux ou aggraver la situation. Parmi ces facteurs, on peut citer :

> ➢ Le stress : Le stress, qu'il soit physique ou émotionnel, peut provoquer une perte de cheveux temporaire appelée alopécie de traction. Cette perte de cheveux résulte d'une tension excessive sur les follicules pileux, souvent causée par des coiffures serrées, des traitements chimiques agressifs ou des traumatismes physiques. Le stress peut également déclencher une alopécie areata, une maladie auto-immune qui provoque la chute de cheveux par plaques.

> ➢ La nutrition : Une alimentation déséquilibrée, pauvre en nutriments essentiels, peut avoir un impact sur la santé des cheveux. Les carences en fer, en zinc, en vitamines du groupe B et en protéines sont souvent associées à une perte de cheveux. Il est donc crucial de veiller à consommer une alimentation variée et équilibrée pour maintenir des cheveux sains et forts.

> ➢ Les médicaments : Certains médicaments peuvent provoquer une perte de cheveux en tant qu'effet secondaire. Parmi les médicaments concernés, on peut citer les anticoagulants, les antidépresseurs, les médicaments contre la goutte, les médicaments contre l'hypertension et la chimiothérapie. Si vous pensez que vos médicaments sont responsables de votre perte de cheveux, parlez-en à votre médecin, qui pourra éventuellement ajuster votre traitement.

> ➢ Les maladies du cuir chevelu : Certaines affections du cuir chevelu, comme le psoriasis, la dermatite séborrhéique ou les infections fongiques, peuvent provoquer une perte de cheveux temporaire. Un traitement approprié de ces problèmes de cuir chevelu est essentiel pour prévenir la perte de cheveux et

favoriser la repousse.

> Les facteurs externes : Les facteurs externes tels que la pollution, l'exposition excessive au soleil ou l'utilisation de produits capillaires agressifs peuvent également endommager les cheveux et accélérer la perte de cheveux. Il est donc important de prendre soin de vos cheveux en évitant les produits chimiques nocifs et en les protégeant des agressions extérieures.

La prévention de la calvitie

La prévention de la chute de cheveux est un aspect important à considérer, en particulier pour ceux qui sont prédisposés à la calvitie. Bien qu'il ne soit pas toujours possible de prévenir complètement la perte de cheveux, il existe des mesures que vous pouvez prendre pour ralentir le processus et maintenir la santé de vos cheveux. Voici quelques conseils pour prévenir la chute de cheveux :

1. **Adoptez une alimentation équilibrée :** Une alimentation saine et équilibrée est essentielle pour la santé de votre corps et de vos cheveux. La vitamine D, par exemple, peut aider à créer de nouveaux follicules, de petits sacs dans le cuir chevelu où de nouveaux cheveux peuvent pousser. La biotine (vitamine B7) est souvent recommandée pour la santé des cheveux et de nombreuses personnes prennent des suppléments de biotine dans le but d'augmenter la croissance des cheveux et de réduire la chute. Les aliments riches en zinc, comme les huitres, les viandes rouges et les volailles, peuvent également aider à prévenir la chute des cheveux. Les acides gras oméga-3, que l'on trouve en abondance dans les poissons gras comme le saumon et la truite, peuvent également aider vos cheveux à rester sains et beaux.

2. **Réduisez le stress :** Les activités de relaxation comme la méditation, le yoga ou les exercices de respiration peuvent aider à réduire le stress qui peut contribuer à la perte de cheveux. Par exemple, la méditation de pleine conscience peut aider à diminuer l'anxiété en vous aidant à rester centré sur le présent et

à ne pas vous inquiéter de l'avenir. Le yoga peut aider à réduire le stress en vous aidant à vous concentrer sur votre respiration et à détendre votre corps.

3. **Prenez soin de vos cheveux :** En plus d'éviter les coiffures trop serrées et les traitements chimiques agressifs, essayez d'utiliser des produits capillaires doux et sans sulfate. Les sulfates peuvent retirer les huiles naturelles de vos cheveux, ce qui peut les rendre secs et cassants. De plus, lorsque vous vous brossez les cheveux, commencez par les pointes et travaillez jusqu'à la racine pour éviter de casser les cheveux.

4. **Évitez le tabagisme et limitez la consommation d'alcool :** En plus des nombreux autres effets néfastes sur la santé, le tabagisme peut réduire l'apport de sang aux follicules pileux, ce qui peut ralentir la croissance des cheveux. De même, une consommation excessive d'alcool peut entraîner une déshydratation, ce qui peut rendre les cheveux plus fragiles et plus susceptibles de se casser.

5. **Consultez un dermatologue ou un trichologue :** Un professionnel de la santé pourra vous aider à comprendre les causes possibles de votre perte de cheveux et vous proposer des solutions. Par exemple, si votre perte de cheveux est due à un déséquilibre hormonal, vous pourriez être orienté vers un endocrinologue pour un traitement. Si la perte de cheveux est due à un problème du cuir chevelu, un dermatologue pourrait vous prescrire des médicaments topiques ou des shampooings pour aider à traiter le problème.

6. **Exercice physique régulier et sommeil de qualité :** Un exercice régulier peut aider à augmenter la circulation sanguine vers le cuir chevelu, ce qui peut favoriser la croissance des cheveux. De même, un sommeil de qualité est essentiel pour la régénération cellulaire, y compris celle des follicules pileux. Assurez-vous de dormir suffisamment et d'avoir une bonne routine de sommeil.

En suivant ces conseils de manière approfondie, vous pouvez prendre des mesures préventives pour protéger la santé de vos cheveux et minimiser les risques de perte de cheveux. Gardez à l'esprit que certaines formes de calvitie, en particulier celles causées par des facteurs génétiques, peuvent être difficiles à prévenir entièrement. Cependant, en adoptant des habitudes saines et en prenant soin de vos cheveux, vous pouvez améliorer leur apparence et leur résistance et réduire les effets de la calvitie.

En résumé, la prévention de la chute de cheveux repose sur une combinaison d'habitudes saines, de soins capillaires appropriés et, dans certains cas, de traitements médicamenteux ou alternatifs. Bien qu'il ne soit pas toujours possible de prévenir complètement la perte de cheveux, ces mesures peuvent aider à ralentir la progression de la calvitie et à maintenir la santé de vos cheveux. En étant proactif et attentif à la santé de vos cheveux, vous pouvez mieux gérer la calvitie et améliorer votre confiance en vous.

Impact psychologique de la perte de cheveux

La perte de cheveux, bien que souvent considérée comme un phénomène purement esthétique, a un impact profond sur l'état psychologique de ceux qui la vivent. Plusieurs études ont montré que la calvitie peut entraîner une baisse de l'estime de soi, des sentiments de dépression, de l'anxiété et une altération de la qualité de vie. Selon une enquête réalisée par la International Society of Hair Restoration Surgery (ISHRS) en 2020, près de 60% des personnes interrogées ont déclaré qu'elles étaient très préoccupées par la perte de leurs cheveux.

Cette réalité m'a touché personnellement, tout comme elle a touché de nombreuses autres personnes, y compris des figures publiques comme le célèbre tennisman André Agassi, qui a publiquement exprimé la perte d'une partie de sa personnalité à chaque nouveau cheveu perdu.

J'ai passé des années à essayer de cacher ma calvitie naissante, tout comme mon ami Cyril, qui travaillait dur pour camoufler sa propre perte de cheveux. Il plaçait soigneusement ses cheveux, ajustant constamment sa coiffure pour minimiser l'apparence de la perte. Cependant, malgré nos efforts, la réalité était claire : nos cheveux étaient en train de disparaître.

Chaque jour était un rappel constant de ce fait. La simple action de se regarder dans le miroir, de lutter contre le vent qui menaçait de révéler notre secret, ou de s'incliner la tête dans un certain sens pour masquer les zones clairsemées devenait une obsession. C'était épuisant et aliénant. Les tentatives pour lutter contre la calvitie avec des shampooings et des sérums n'ont donné que des résultats limités, voire nuls. La vérité est que lorsque les cheveux se mettent à tomber, ils ne reviennent généralement pas.

Dans mon cas, la vision de la calvitie avancée de mon père et de mes grands-pères était comme un miroir reflétant mon propre avenir capillaire si je ne prenais pas de mesures. Ce fut une prise de conscience brutale qui m'a conduit à chercher des solutions. J'ai finalement pris la décision de faire face à ma calvitie en optant pour une greffe de cheveux. La calvitie me faisait paraître plus vieux et ne correspondait pas à l'image que j'avais de moi-même.

Cette décision a changé ma vie. Non seulement parce qu'elle a permis de restaurer mes cheveux, mais aussi parce qu'elle a rétabli ma confiance et réduit l'anxiété que j'avais à propos de mon apparence. L'impact psychologique de la calvitie est réel et profond, et il est important de l'aborder de manière ouverte et honnête.

Cependant, chaque personne est unique et les expériences varient. Ce qui compte, c'est de trouver une solution qui vous convient et vous permet de vous sentir à l'aise et confiant dans votre peau.

Chapitre 3 :

Traitements de la calvitie

Les traitements médicamenteux

En plus des mesures préventives, il existe des traitements médicamenteux pour la calvitie qui peuvent être efficaces pour certaines personnes, mais il est important de noter que chaque individu peut réagir différemment à ces traitements. Les médicaments les plus couramment utilisés pour traiter la calvitie sont le minoxidil et le finastéride.

> ➢ Le minoxidil : Ce médicament est appliqué directement sur le cuir chevelu et agit en dilatant les vaisseaux sanguins, ce qui permet d'améliorer l'apport de nutriments aux follicules pileux. Le minoxidil peut ralentir la perte de cheveux et favoriser la repousse chez certaines personnes, mais les résultats varient d'un individu à l'autre.

> ➢ Le finastéride : Ce médicament est un inhibiteur de la 5-alpha-réductase, l'enzyme responsable de la conversion de la testostérone en DHT. En bloquant cette enzyme, le finastéride réduit les niveaux de DHT dans le cuir chevelu et peut ainsi ralentir la perte de cheveux et favoriser la repousse. Le finastéride est généralement prescrit sous forme de comprimés et est réservé aux hommes, car il peut causer des anomalies congénitales chez les fœtus de sexe masculin si pris par des femmes enceintes.

Il est essentiel de comprendre que ces médicaments ne sont pas des solutions miracles et ne fonctionnent pas pour tout le monde. Une étude a montré que le minoxidil, lorsqu'il est utilisé régulièrement, peut ralentir la perte de cheveux chez environ 60% des hommes et peut favoriser une certaine repousse chez environ 33%. De même, le finastéride peut ralentir la perte de cheveux chez environ 86% des hommes qui le prennent régulièrement, et peut favoriser la repousse chez environ 65%.

Ces médicaments doivent généralement être utilisés de manière continue pour maintenir les résultats, car la perte de cheveux peut reprendre si le traitement est interrompu. Le minoxidil, par exemple, peut provoquer des effets secondaires comme des démangeaisons et une irritation du cuir chevelu. Le finastéride, d'autre part, peut provoquer des effets secondaires plus graves, notamment une diminution de la libido, des troubles de l'érection, une diminution du volume de l'éjaculat, et, dans de rares cas, une gynécomastie (croissance des seins chez les hommes). Ces effets secondaires sont généralement réversibles à l'arrêt du traitement.

À propos des traitements médicamenteux, je tiens à partager mon point de vue personnel. Je ne suis pas un grand partisan de l'utilisation de médicaments pour traiter la calvitie, en particulier en raison des effets secondaires potentiels. Pour moi, la prise en charge de la calvitie doit être personnalisée et doit prendre en compte la santé globale de l'individu, son style de vie et ses préférences personnelles.

Les autres options de traitement

En plus des traitements médicamenteux, d'autres options de traitement peuvent être envisagées pour lutter contre la calvitie, en fonction de la cause, de la gravité et des préférences individuelles. Parmi ces options, on peut citer :

> Les traitements non chirurgicaux : Ces traitements comprennent la thérapie au laser à faible niveau (LLLT), la micropigmentation du cuir chevelu, les compléments alimentaires et les produits capillaires spécialisés. Bien que ces traitements puissent aider à améliorer l'apparence des cheveux et à ralentir la perte de cheveux, ils ne fournissent généralement pas de solution permanente et leur efficacité varie d'une personne à l'autre.

> Les prothèses capillaires : Les prothèses capillaires, également appelées perruques ou systèmes capillaires, sont une option non chirurgicale pour dissimuler la perte de cheveux. Les prothèses capillaires modernes sont conçues pour être confortables, naturelles et faciles à entretenir. Elles peuvent être une solution temporaire ou à long terme pour les personnes souffrant de calvitie.

> La greffe de cheveux : La greffe de cheveux est une intervention chirurgicale qui consiste à prélever des follicules pileux sains d'une zone donneuse (généralement à l'arrière et sur les côtés de

la tête) et à les implanter dans les zones de calvitie. La greffe de cheveux est la solution la plus permanente et la plus efficace pour traiter la calvitie, mais elle nécessite une expertise médicale, une planification minutieuse et un investissement financier.

En conclusion, la calvitie est un phénomène complexe et multifactoriel qui touche de nombreuses personnes à travers le monde. En comprenant les causes de la perte de cheveux et en explorant les différentes options de traitement, vous pouvez prendre des décisions éclairées pour lutter contre la calvitie et améliorer votre qualité de vie. Dans les sections suivantes, nous nous concentrerons sur la greffe de cheveux, en particulier en Turquie, et vous fournirons des conseils pour vous aider à choisir la meilleure clinique, à préparer votre séjour et à maximiser les résultats de votre intervention.

Chapitre 4 :

Les différentes techniques de greffe de cheveux

La greffe de cheveux est une méthode efficace et permanente pour traiter la calvitie. Au fil des années, plusieurs techniques de greffe de cheveux ont été développées et améliorées pour offrir des résultats optimaux. Dans cette section, nous examinerons les principales techniques de greffe de cheveux disponibles aujourd'hui, et je partagerai également mon choix personnel, qui est la combinaison de la technique FUE pour l'extraction et DHI pour l'implantation.

La technique FUT (Follicular Unit Transplantation)

La FUT, également connue sous le nom de technique de la bandelette, est une méthode de greffe de cheveux qui implique la préparation d'une bande de cuir chevelu prélevée sur la zone donneuse, généralement à l'arrière de la tête. La bande de cuir chevelu est ensuite découpée en unités folliculaires individuelles, qui sont implantées dans les zones dégarnies.

Avantages :

> Convient pour les cas de calvitie avancée nécessitant un grand nombre de greffons.
> Moins de temps passé en salle d'opération par rapport à la technique FUE.

Inconvénients :

> Laisse une cicatrice linéaire permanente à l'arrière de la tête.
> Temps de récupération plus long et plus douloureux que la FUE.

La technique FUE (Follicular Unit Extraction)

La FUE est une méthode plus récente et moins invasive de greffe de cheveux qui consiste à prélever individuellement les unités folliculaires de la zone donneuse à l'aide d'un petit instrument circulaire. Les unités folliculaires sont ensuite implantées dans les zones dégarnies.

<u>Avantages</u> :

> Ne laisse pas de cicatrice linéaire, permettant de porter les cheveux courts sans que la cicatrice ne soit visible.
> Temps de récupération plus court et moins douloureux que la FUT.
> Moins de risque d'infection et de complications postopératoires.

<u>Inconvénients</u> :

> Peut nécessiter plusieurs séances pour obtenir des résultats optimaux, en particulier pour les cas de calvitie avancée.
> La technique est plus exigeante pour le chirurgien et prend plus de temps que la FUT.

La technique DHI (Direct Hair Implantation)

La DHI est une variante de la technique FUE qui utilise un instrument spécial appelé implantateur de cheveux pour implanter directement les unités folliculaires dans le cuir chevelu sans avoir besoin de créer des incisions préalables. Cette méthode permet un contrôle plus précis de la profondeur, de l'angle et de la direction des greffons implantés.

<u>Avantages</u> :

> Résultats naturels et esthétiques grâce au contrôle précis de l'implantation des greffons.
> Moins de traumatisme pour le cuir chevelu, ce qui réduit le temps de guérison et les risques d'infection.
> Peut être réalisée sans raser les cheveux dans certains cas.

<u>Inconvénients</u> :

> Plus couteuse que les autres méthodes en raison de l'expertise et du temps nécessaires pour réaliser la procédure.
> Peut ne pas être adaptée pour les cas de calvitie avancée nécessitant un grand nombre de greffons.

La technique FUE robotisée

La FUE robotisée est une version automatisée de la technique FUE, qui utilise un dispositif robotique pour prélever et implanter les unités folliculaires. Cette méthode permet d'accroître la précision et la rapidité de la procédure, tout en réduisant la fatigue du chirurgien.

Avantages :

> ➢ Précision accrue et risque réduit d'endommagement des follicules pendant l'extraction.
> ➢ Procédure plus rapide que la FUE manuelle.
> ➢ Résultats uniformes et cohérents grâce à la technologie robotisée.

Inconvénients :

> ➢ Coût plus élevé en raison de l'utilisation de la technologie robotique.
> ➢ Ne convient pas à tous les types de cheveux, en particulier les cheveux bouclés ou frisés.
> ➢ La disponibilité de la FUE robotisée peut être limitée en fonction de la localisation géographique.

Les greffes de cheveux synthétiques

Les greffes de cheveux synthétiques sont une alternative aux greffes de cheveux naturels. Cette méthode consiste à implanter des fibres synthétiques dans le cuir chevelu pour donner l'apparence de cheveux naturels. Bien que cette technique puisse offrir des résultats immédiats, elle est moins couramment utilisée en raison des risques et complications potentiels.

Avantages :

> ➢ Résultats immédiats sans avoir besoin d'attendre la repousse des cheveux naturels.
> ➢ Aucun prélèvement de cheveux sur la zone donneuse n'est nécessaire.

<u>Inconvénients</u> :

> Risque accru d'infection et de rejet par le corps.
> Durée de vie limitée des fibres synthétiques, nécessitant des retouches régulières.
> Les résultats peuvent sembler moins naturels que les greffes de cheveux naturels.

En conclusion, il existe plusieurs techniques de greffe de cheveux disponibles pour traiter la calvitie. Chaque technique présente ses propres avantages et inconvénients, et le choix de la méthode la plus appropriée dépendra de facteurs tels que l'étendue de la perte de cheveux, le type de cheveux, le budget et les préférences personnelles. Il est essentiel de consulter un spécialiste de la greffe de cheveux pour discuter des options et déterminer la meilleure approche pour votre situation spécifique.

Évaluer l'étendue de la perte de cheveux

L'étendue de la perte de cheveux est un facteur important dans le choix de la technique de greffe de cheveux. Certaines méthodes sont plus adaptées aux cas de calvitie avancée, tandis que d'autres conviennent mieux aux cas de perte de cheveux moins sévère. Par exemple, la technique FUT est souvent recommandée pour les cas de calvitie avancée nécessitant un grand nombre de greffons, tandis que la technique FUE est généralement plus appropriée pour les cas de perte de cheveux moins étendue.

Tenir compte du type de cheveux

Votre type de cheveux peut également influencer le choix de la technique de greffe de cheveux. Les cheveux bouclés ou frisés, par exemple, peuvent être plus difficiles à prélever et implanter avec certaines techniques, comme la FUE robotisée. Dans ce cas, une méthode manuelle, comme la FUE traditionnelle, pourrait être préférable. Il est important de discuter de ces considérations avec un spécialiste de la greffe de cheveux lors de votre consultation initiale.

Évaluer le budget

Le coût des différentes techniques de greffe de cheveux varie, et votre budget peut être un facteur déterminant dans le choix de la méthode la plus adaptée à votre situation. La FUE et la DHI ont tendance à être plus coûteuses que la FUT en raison de leur nature moins invasive et du temps qu'elles prennent à réaliser. La FUE robotisée peut être encore plus coûteuse en raison de l'utilisation de la technologie robotique. Il est important de peser les avantages et les inconvénients de chaque méthode par rapport à leur coût pour déterminer la meilleure option pour vous.

Considérer la récupération et les cicatrices

Les différentes techniques de greffe de cheveux varient en termes de temps de récupération et de cicatrices postopératoires. La FUT, par exemple, laisse une cicatrice linéaire permanente à l'arrière de la tête et nécessite un temps de récupération plus long que la FUE. Si vous préférez porter vos cheveux courts ou si vous êtes préoccupé par les cicatrices, la FUE ou la DHI peuvent être de meilleures options pour vous.

Prendre en compte les préférences personnelles

Enfin, vos préférences personnelles peuvent également jouer un rôle dans le choix de la technique de greffe de cheveux la plus adaptée à votre situation. Vous pouvez être plus à l'aise avec une méthode moins invasive, comme la FUE ou la DHI, ou vous pourriez préférer une méthode plus rapide, comme la FUT. Discutez de vos préférences et de vos préoccupations avec votre spécialiste de la greffe de cheveux pour vous assurer que vous êtes pleinement informé et à l'aise avec la méthode choisie.

En conclusion, il existe plusieurs techniques de greffe de cheveux disponibles pour traiter la calvitie. Chaque technique présente ses propres avantages et inconvénients, et le choix de la méthode la plus appropriée dépendra de facteurs tels que l'étendue de la perte de cheveux, le type de cheveux, le budget et les préférences personnelles. À titre personnel, j'ai une préférence pour la combinaison de la technique FUE pour l'extraction, qui ne laisse pas de cicatrice linéaire, et la technique DHI pour l'implantation, qui permet un contrôle précis et ne nécessite pas d'incisions préalables. Néanmoins, il est essentiel de consulter un spécialiste de la greffe de cheveux pour discuter des options et déterminer la meilleure approche pour votre situation spécifique.

La greffe de Cheveux par La technique Saphir FUE
La greffe de Cheveux par La technique DHI (avec les implanteurs CHOI)

Le choix de la technique se fait en fonction de certaines indications telles que; type de cheveux, type et sévérité d'alopécie, sexe, âge etc.. Nous choisissons la technique la plus appropriée.

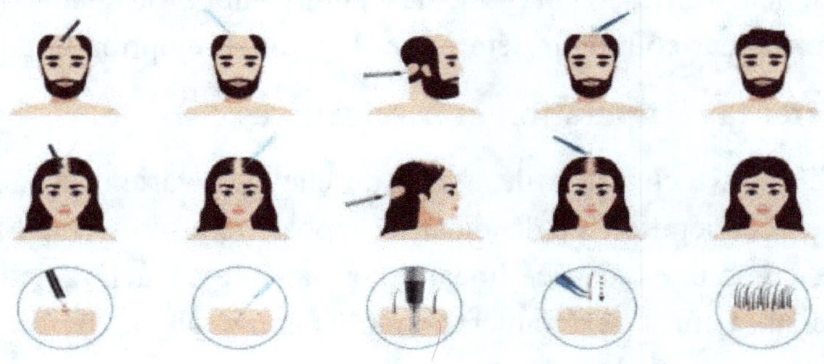

Chapitre 5 :
Préparation à la greffe de cheveux en Turquie

Choisir la bonne clinique et le bon médecin

La préparation à la greffe de cheveux en Turquie commence par le choix de la bonne clinique et du bon médecin. La Turquie est un haut lieu des greffes de cheveux, et il y a de nombreuses cliniques et médecins spécialisés dans ce domaine. Voici quelques conseils pour vous aider à choisir la bonne clinique et le bon médecin pour votre greffe de cheveux en Turquie.

Accréditations et certifications

Il est important de choisir une clinique qui possède les accréditations et les certifications appropriées. Cela garantit que la clinique respecte les normes internationales de qualité et de sécurité. Recherchez des accréditations telles que la Joint Commission International (JCI) ou l'International Society of Hair Restoration Surgery (ISHRS).

Équipements et technologies

La clinique que vous choisissez doit être équipée des dernières technologies et équipements pour la greffe de cheveux. Cela inclut des microscopes stéréoscopiques pour la préparation des greffons, des dispositifs d'implantation sans cicatrice et des équipements robotisés pour la technique FUE robotisée.

Équipe médicale spécialisée

Assurez-vous que la clinique dispose d'une équipe médicale spécialisée et expérimentée en matière de greffe de cheveux. Cela comprend non seulement le médecin responsable de la procédure, mais aussi les infirmières, les techniciens et le personnel de soutien qui vous assisteront tout au long du processus.

Suivi postopératoire

Un suivi postopératoire adéquat est crucial pour garantir le succès de votre greffe de cheveux. La clinique que vous choisissez doit offrir un suivi complet, y compris des consultations régulières pour évaluer la croissance de vos cheveux greffés et vous conseiller sur les soins et l'entretien à long terme.

Réputation et avis en ligne

La réputation d'une clinique est un indicateur important de la qualité de ses services. Consultez les avis en ligne et les témoignages de patients précédents pour vous faire une idée de l'expérience que vous pouvez attendre. Les forums de discussion et les groupes de soutien en ligne peuvent également être une source précieuse d'informations et de conseils.

Transparence des prix

La transparence des prix est essentielle pour éviter les surprises désagréables. Assurez-vous que la clinique fournit des informations claires et détaillées sur les coûts de la greffe de cheveux, y compris les éventuels frais supplémentaires ou cachés.

Services aux patients internationaux

Comme de nombreux patients se rendent en Turquie spécifiquement pour une greffe de cheveux, il est important de choisir une clinique qui offre des services aux patients internationaux. Cela peut inclure un coordinateur de patient dédié, un soutien pour organiser l'hébergement et les transports, ainsi que des services de traduction si nécessaire.

Communication et soutien

Une communication claire et un soutien tout au long du processus sont essentiels pour garantir une expérience positive. La clinique doit être réactive et disponible pour répondre à vos questions et préoccupations, et vous fournir toutes les informations dont vous avez besoin pour vous sentir en confiance et bien informé.

Atmosphère et environnement de la clinique

L'atmosphère et l'environnement de la clinique jouent un rôle important dans votre confort et votre expérience globale. Visitez la clinique en personne ou examinez les photos et les vidéos en ligne pour vous faire une idée de l'atmosphère et de la propreté des lieux. Une clinique bien entretenue et accueillante contribuera à vous mettre à l'aise et à vous sentir en confiance dans les soins que vous recevrez.

Taux de réussite et garanties

Renseignez-vous sur le taux de réussite de la clinique pour les greffes de cheveux et demandez si elle offre une garantie sur les résultats. Une clinique confiante dans ses compétences et ses résultats sera en mesure de fournir des garanties pour vous rassurer sur la qualité de votre greffe de cheveux.

Approche personnalisée

Chaque patient est unique, et il est important de choisir une clinique qui adopte une approche personnalisée pour répondre à vos besoins spécifiques. La clinique doit être en mesure d'évaluer votre situation individuelle, de prendre en compte vos préférences et vos objectifs, et de vous proposer un plan de traitement sur mesure.

Après avoir longuement recherché et contacté dix cliniques (voir Annexe 1 pour la liste complète), j'ai finalement choisi la HWT Clinic à Istanbul pour ma greffe de cheveux. Mon choix a été en partie influencé par le témoignage de mon ami Clément, qui avait lui-même connu cette clinique par l'intermédiaire de son cousin. J'ai toujours cru que les témoignages de personnes proches sont particulièrement importants lorsqu'il s'agit de choisir une clinique, car ils offrent un aperçu précieux basé sur l'expérience personnelle.

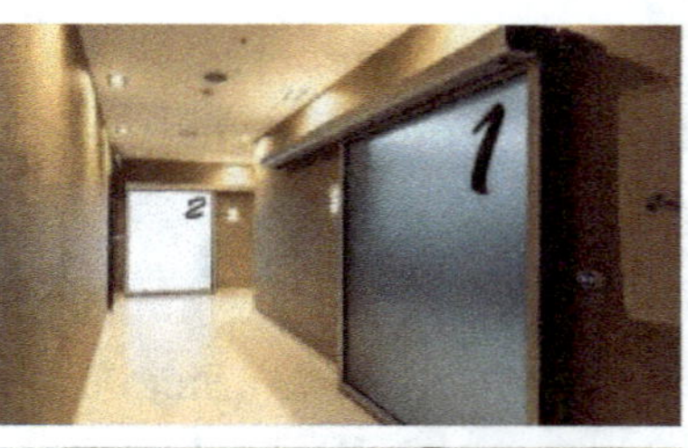
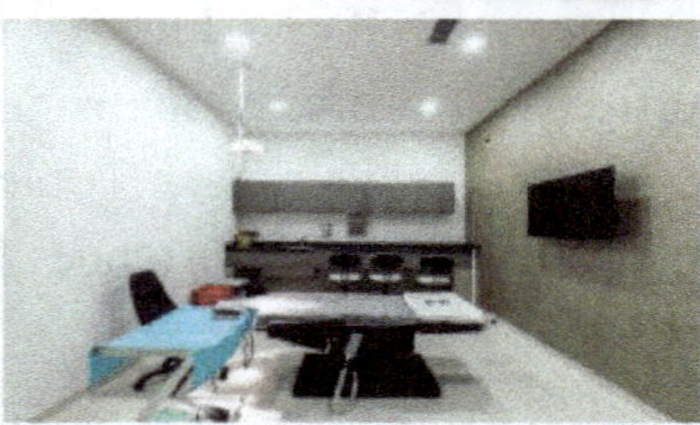
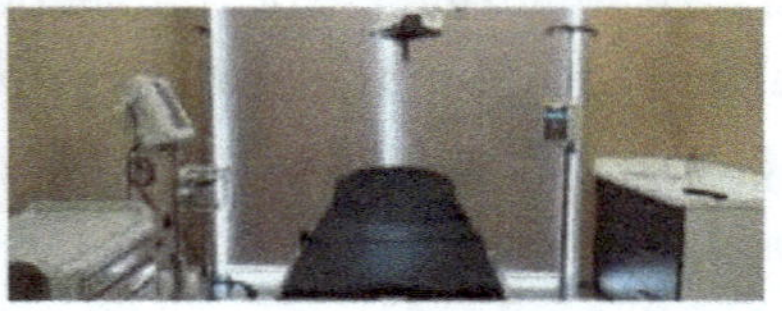
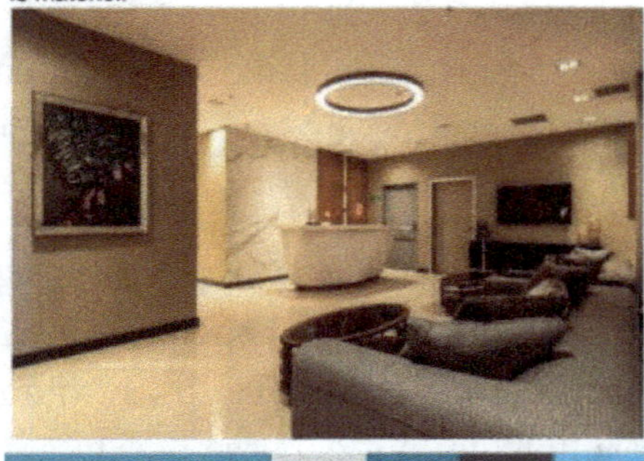

La HWT Clinic a une expérience depuis 2008 dans le domaine de la greffe de cheveux, ce qui m'a donné la confiance nécessaire pour me lancer dans cette aventure. Le personnel médical et administratif compétent de la clinique, ainsi que son approche multidisciplinaire et holistique du traitement, m'ont également impressionné.

La clinique est située à Istanbul, une ville réputée pour être un haut lieu de la greffe de cheveux. Elle utilise une technologie constamment renouvelée pour offrir des services de pointe, y compris la transplantation de barbe, ce qui témoigne de leur expertise en matière de soins capillaires.

J'ai été particulièrement rassuré par l'hygiène irréprochable et le matériel médical de pointe de la clinique. Tous les instruments sont soigneusement stérilisés, ce qui est essentiel pour éviter les complications et les infections postopératoires.

En tant que patient international, j'ai également apprécié le service VIP proposé par la clinique. Du transport depuis l'aéroport jusqu'à l'hébergement, tout a été pris en charge. Leur équipe de traducteurs et de représentants commerciaux est disponible 24 heures sur 24, 7 jours sur 7, ce qui m'a grandement rassuré et facilité mon voyage en Turquie pour la greffe de cheveux.

En résumé, choisir la bonne clinique pour une greffe de cheveux en Turquie est une étape cruciale pour garantir le succès de l'opération. Mon expérience à la HWT Clinic a été positive et je suis convaincu que leur expertise, leur professionnalisme et leur service client exceptionnel ont joué un rôle majeur dans l'obtention des résultats que je souhaitais. J'espère que mon expérience pourra vous aider dans votre propre parcours de greffe de cheveux.

Hafsa, traductrice et spécialiste de la greffe de cheveux, m'a accompagné tout au long de mon parcours : avant, pendant et après l'opération. Grâce à son soutien et à celui de l'équipe de la HWT Clinic, j'ai pu surmonter mes appréhensions et obtenir des résultats qui ont dépassé mes attentes. Aujourd'hui, je suis fier de partager mon expérience et d'informer d'autres personnes sur la greffe de cheveux comme une étape positive dans leur propre cheminement de développement personnel.

La consultation pré-greffe : évaluation et planification

La consultation pré-greffe est une étape essentielle dans le processus de la greffe de cheveux. Elle permet d'évaluer votre situation, de discuter de vos objectifs et de planifier l'intervention en conséquence. Dans mon cas, cette consultation s'est faite à distance, via WhatsApp, grâce à Hafsa, une spécialiste de la greffe de cheveux qui joue également le rôle de traductrice. J'ai envoyé des photos et une vidéo pour que le médecin puisse établir une analyse capillaire à distance, tout en fournissant des informations supplémentaires telles que mon âge, mes problèmes de santé actuels, mes traitements en cours, mes allergies et mes antécédents d'anesthésie locale ou générale.

Évaluation de la perte de cheveux : le médecin examinera l'étendue de votre perte de cheveux et déterminera le stade de la calvitie selon l'échelle de Norwood-Hamilton ou l'échelle de Ludwig pour les femmes. Dans mon cas, le médecin a pu évaluer le nombre de greffons nécessaires à partir des photos et de la vidéo que j'avais transmises.

Analyse du cuir chevelu et des cheveux : le médecin analysera également la qualité de votre cuir chevelu et de vos cheveux. Pour moi, ce processus a été réalisé à distance, sur la base des informations visuelles que j'avais fournies.

Discussion des objectifs et des attentes : il est important de discuter de vos objectifs et de vos attentes avec le médecin lors de la consultation pré-greffe. Dans mon cas, Hafsa a joué un rôle crucial en transmettant les questions et les recommandations du médecin, me permettant d'avoir une idée claire des résultats possibles de l'intervention.

Choix de la technique de greffe de cheveux : au cours de la consultation, le médecin vous présentera les différentes techniques de greffe de cheveux disponibles, telles que la FUE, la DHI et la FUE robotisée. J'ai pu discuter de ces options avec le médecin, encore une fois grâce à la médiation de Hafsa.

Planification de l'intervention : une fois que vous avez discuté des objectifs et choisi la technique de greffe de cheveux, le médecin établira un plan de traitement détaillé. Dans mon cas, le médecin m'a transmis ses recommandations par l'intermédiaire de Hafsa, ce qui m'a permis de prévoir le nombre de greffons nécessaires, ainsi que le calendrier de l'intervention.

Informations sur les coûts et les options de financement : lors de la consultation pré-greffe, le médecin vous fournira des informations détaillées sur les coûts de la greffe de cheveux et les options de financement disponibles. Dans mon cas, j'ai été informé que le paiement en espèces était préférable pour éviter les frais supplémentaires associés au paiement par carte, qui peuvent atteindre 8% du total. Ce détail s'est avéré être un facteur important dans la planification de mon budget et l'organisation de mon mode de paiement.

- Greffe de cheveux avec méthode **FUE, embout en Sapphire** Ou **DHI**, nombre des greffons jusqu'à 4 500 greffons (selon le besoin etla zone donneuse) ;
- **Séjour à l'hôtel** 3 jours - 2 nuits (petit déjeuner compris);
- **Transport** -Hôtel - aéroport -hôpital en VIP par notre chauffeur ;
- Une séance de contrôle médical: prise de sang effectuée avantl'opération
- Consultation avec **un analyseur de cheveux** ;
- Anesthésie locale **sans douleur Comfort IN +/- sédation** ;
- **Traitement plasma** PRP offerte pendant l'opération ; plasma riche en plaquette : injection pour réactiver la circulation sanguine du cuir chevelu qui permet de renforcer les follicules capillaires afin d'obtenir de plus de densité ;
- **Médicament, soins postopératoires shampooing; anti bactérien , crème panthenol ; Vitamines essentiels (biotine)** ;
- **Traductrice** présente sur place avant, pendant et après l'opération ainsi que 12 mois   de suivi post-opératoire ;
- **Une garantie de résultat.**

Pour tous les services mentionnés ci-dessus, le tarif total est de 2200€

kit de soins postopératoire 350 €
de marque H4B à une utilisation de 1 an spéciale pour la greffe et la chute des cheveux qui va permettre d'accélérer le processus de la repousse et régénérer tout la zone donneuse.

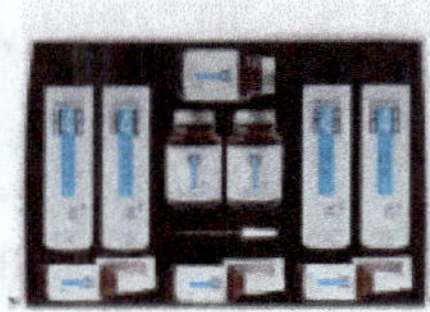

Instructions préopératoires : avant de quitter la consultation, le médecin vous donnera des instructions préopératoires pour vous préparer à l'intervention. J'ai pris soin de les suivre attentivement pour minimiser les risques de complications et garantir les meilleurs résultats possibles.

Informations et conseils importants :

Avant l'opération :

- Veuillez nous faire part de toute allergie ou de tout autre problème médical dont vous pensez que nous devrions être informés ;

- Veuillez éviter de prendre tout médicament contenant de l'aspirine ou des vitamines ;

- Si vous prenez un traitement en cours c'est important de le signalés au médecin;

- Si vous êtes fumeur, de préférence évitez de fumer au moins 48 heures avant l'opération. Et limitez votre consommation de l'alcool au moins 3 jours avant.

- Le jour de l'intervention, lavez vos cheveux avec un shampoing normal et n'appliquez aucun produit supplémentaire.

- Ramenez une chemise boutonnée et non un t-shirt serré pour porter facilement après l'opération.

- Laissez vos cheveux pousser au moins 1 semaine avant l'opération, car le médecin voudrait voir l'état actuel des cheveux.

En conclusion, la consultation pré-greffe est une étape cruciale pour vous assurer que vous êtes bien informé et préparé pour votre greffe de cheveux. Malgré la distance, ma consultation pré-greffe s'est déroulée dans d'excellentes conditions, grâce à l'aide précieuse de Hafsa.

Préparer son séjour en Turquie

La préparation de votre séjour en Turquie pour une greffe de cheveux est une étape importante qui peut avoir un impact significatif sur votre expérience globale. Voici quelques conseils pour vous aider à organiser votre voyage et vous assurer que tout se passe bien.

Planification du voyage

Commencez par planifier votre voyage en déterminant la date de votre intervention et en réservant vos vols en conséquence. Assurez-vous de prévoir suffisamment de temps avant et après la chirurgie pour les consultations, les soins postopératoires et la récupération. Il est généralement recommandé de prévoir au moins une semaine pour votre séjour en Turquie.

Visa et passeport

Vérifiez les exigences en matière de visa et de passeport pour les ressortissants de votre pays qui se rendent en Turquie. Pour les ressortissants français, une carte nationale d'identité en cours de validité est suffisante. Assurez-vous que votre document d'identité est valide pour au moins six mois après la date prévue de votre retour et, si nécessaire, obtenez un visa électronique avant votre départ.

Assurance voyage

Souscrivez une assurance voyage qui couvre les frais médicaux et d'évacuation en cas de complications liées à la chirurgie. Informez votre compagnie d'assurance de la nature de votre voyage et vérifiez que votre couverture est adéquate pour une greffe de cheveux à l'étranger.

Hébergement

Réservez un hébergement confortable et adapté à vos besoins pour la durée de votre séjour. De nombreuses cliniques proposent des forfaits tout compris qui incluent l'hébergement et les transferts entre l'aéroport, l'hôtel et la clinique. Lors de mon séjour, j'ai résidé à l'hôtel Elit World, un établissement 5 étoiles, et cette prestation était incluse dans mon forfait. Sinon, vous pouvez rechercher et réserver un hôtel ou un appartement à proximité de la clinique.

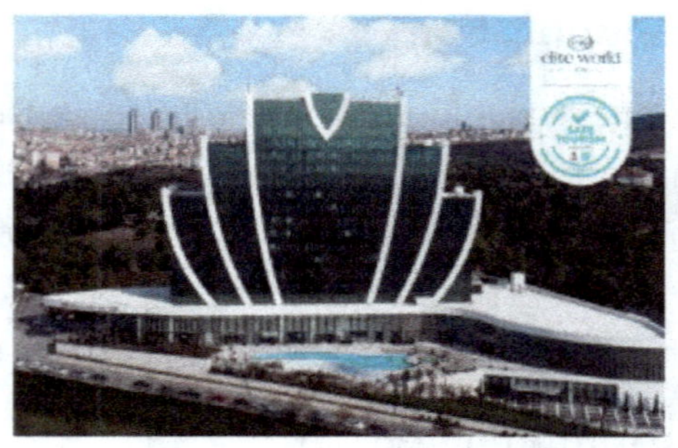

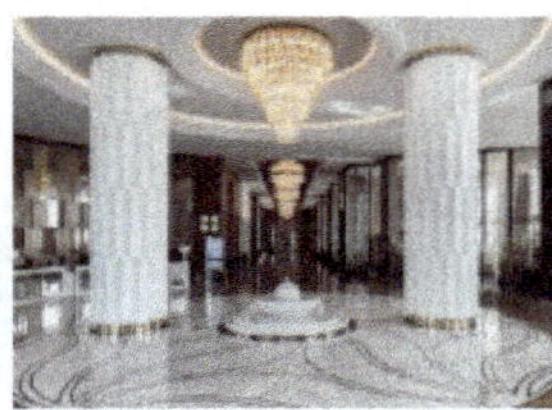
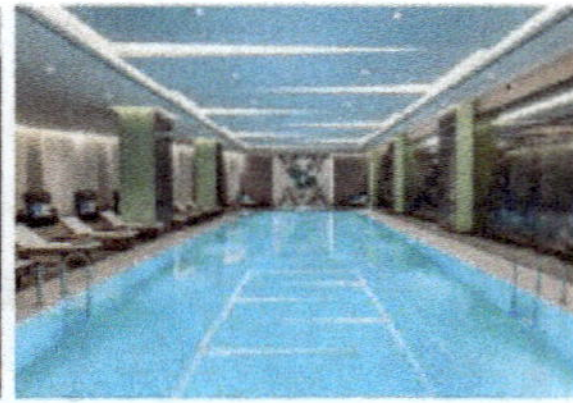
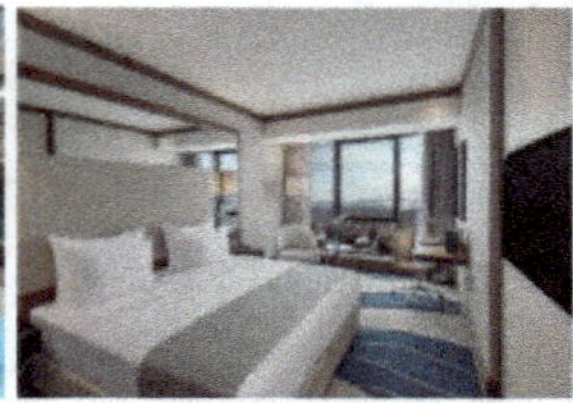

Transports

Organisez vos transports en Turquie, y compris les transferts depuis et vers l'aéroport et la clinique. Certaines cliniques offrent des services de navette gratuits, tandis que d'autres peuvent vous aider à organiser des taxis ou des voitures privées. Pour ma part, mon forfait incluait les services d'un chauffeur pour toute la durée de mon séjour. Familiarisez-vous également avec les options de transport en commun et les applications de partage de voiture locales pour faciliter vos déplacements.

Change de devises

Préparez-vous financièrement en changeant suffisamment d'argent dans la devise locale (la lire turque) avant votre départ. Vous pouvez également prévoir une carte de crédit internationale pour les paiements et les retraits d'argent sur place. Renseignez-vous sur les taux de change et les frais de transaction pour éviter les surprises.

Communication

Apprenez quelques phrases de base en turc pour faciliter la communication avec le personnel local et les habitants. Bien que de nombreuses cliniques disposent de personnel parlant anglais ou d'autres langues, il est utile de connaître quelques mots et expressions courants pour vous aider à vous débrouiller dans les situations quotidiennes.

Préparation médicale

Suivez les instructions préopératoires données par votre médecin, notamment en ce qui concerne les médicaments à éviter, les soins capillaires et les restrictions d'activité. Emmenez également une copie de vos dossiers médicaux et une liste de médicaments que vous prenez régulièrement, ainsi que les éventuelles allergies ou conditions médicales dont votre équipe médicale turque doit être informée. N'oubliez pas d'emporter les médicaments nécessaires pour la durée de votre séjour.

Préparation personnelle

Faites une liste des articles personnels et des fournitures que vous devrez emporter avec vous, tels que des vêtements confortables et adaptés à la météo locale, des articles de toilette, des chargeurs pour vos appareils électroniques et des adaptateurs de prise. Un élément crucial à ne pas oublier est un coussin de voyage. Après l'opération, et pendant environ 10 jours, vous devrez dormir semi-assis pour éviter que la zone greffée ne frotte. J'ai moi-même testé plusieurs coussins et j'ai trouvé ce modèle particulièrement adapté : https://amzn.to/43vZEFC

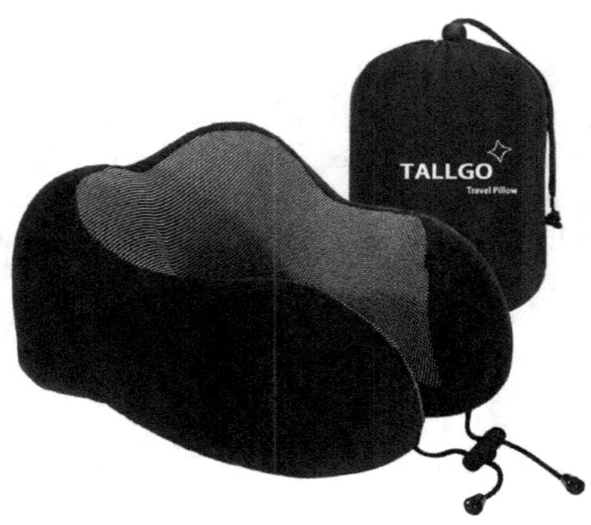

Activités et détente

Renseignez-vous sur les attractions touristiques et les activités locales que vous pourriez vouloir explorer pendant votre temps libre en Turquie. Toutefois, gardez à l'esprit que vous devrez peut-être limiter certaines activités, comme la natation ou les sports intenses, pour favoriser la guérison après la greffe. Prévoyez également du temps pour vous reposer et vous détendre après l'intervention.

Assistance et soutien

Assurez-vous d'avoir les coordonnées de votre clinique, de votre médecin et de votre traducteur à portée de main en cas de besoin. Il est également utile d'informer un membre de la famille ou un ami de vos projets et de partager vos coordonnées en Turquie avec eux.

Suivi médical

Avant de quitter la Turquie, assurez-vous de comprendre les instructions postopératoires et le plan de suivi médical. Votre médecin vous donnera des conseils sur les soins à apporter à la zone greffée, les médicaments à prendre et les activités à éviter. Planifiez également des consultations de suivi à distance avec votre médecin ou votre clinique pour surveiller votre progression et aborder toute question ou préoccupation que vous pourriez avoir.

En résumé, bien préparer votre séjour en Turquie pour une greffe de cheveux vous aidera à vous sentir en confiance et à l'aise tout au long du processus. En suivant ces conseils et en travaillant en étroite collaboration avec votre clinique et votre médecin, vous pouvez vous assurer que votre expérience de greffe de cheveux en Turquie est à la fois agréable et réussie.

Chapitre 6 :

Le jour de la greffe

L'accueil et l'accompagnement à la clinique

Le jour de la greffe de cheveux est une étape cruciale de votre parcours pour retrouver une chevelure dense et naturelle. Une bonne expérience à la clinique est essentielle pour garantir le succès de l'intervention et votre satisfaction. Voici ce à quoi vous pouvez vous attendre lors de votre accueil et de votre accompagnement à la clinique en Turquie.

Arrivée à la clinique

Le jour de la greffe, arrivez à la clinique à l'heure convenue, en portant des vêtements confortables et faciles à enlever. Vous serez accueilli par le personnel de la clinique, qui vous guidera tout au long de la journée. Assurez-vous d'avoir tous les documents nécessaires avec vous, tels que votre passeport, votre dossier médical et votre confirmation de réservation.

Consultation préopératoire

Avant l'intervention, vous rencontrerez votre médecin pour une consultation préopératoire. Lors de cette consultation, le médecin évaluera votre cuir chevelu, confirmera le plan de traitement et répondra à toutes vos questions. Vous pourrez également discuter de vos attentes et de vos inquiétudes, et le médecin pourra vous rassurer et vous donner des conseils pour la suite du processus.

Préparation à la chirurgie

Une fois la consultation préopératoire terminée, vous serez conduit dans la salle de préparation, où vous vous changerez pour revêtir une tenue appropriée pour la chirurgie. Le personnel infirmier vous aidera à vous installer confortablement et à vous préparer pour l'intervention. Il se peut qu'on vous demande de vous laver les cheveux avec un shampooing spécial et que l'on vous fournisse un bonnet chirurgical à porter.

Le déroulement de l'intervention

Selon la technique de greffe de cheveux choisie, l'intervention peut durer de 4 à 8 heures, voire plus dans certains cas. Pendant la procédure, le médecin et son équipe travailleront avec soin et précision pour prélever les follicules pileux de la zone donneuse et les implanter dans les zones dégarnies de votre cuir chevelu. Vous pourrez vous détendre, écouter de la musique ou regarder des films pendant l'intervention.

Le déroulement de l'intervention de greffe de cheveux varie en fonction de la technique utilisée et des spécificités de chaque patient. Toutefois, voici un aperçu général des étapes clés d'une greffe de cheveux en Turquie, indépendamment de la méthode choisie.

Anesthésie et traitement de la douleur

La greffe de cheveux est généralement réalisée sous anesthésie locale, ce qui signifie que vous resterez éveillé pendant l'intervention, mais que votre cuir chevelu sera engourdi pour éviter toute douleur. Le médecin administrera l'anesthésie et veillera à ce que vous soyez à l'aise avant de commencer la procédure. Des médicaments contre la douleur et des sédatifs pourraient également être administrés pour assurer votre confort.

Prélèvement des follicules pileux

La première étape de l'intervention consiste à prélever les follicules pileux de la zone donneuse, qui est généralement située à l'arrière et sur les côtés de la tête. Selon la technique utilisée (FUE ou FUT), le prélèvement peut être effectué en prélevant des unités folliculaires individuelles à l'aide d'un instrument spécial (FUE) ou en prélevant une bande de cuir chevelu contenant les follicules pileux (FUT). Dans les deux cas, le médecin s'assurera de prélever les follicules de manière à minimiser les cicatrices et à préserver l'apparence naturelle de la zone donneuse.

Préparation des greffons

Une fois les follicules pileux prélevés, ils sont soigneusement préparés et triés sous un microscope par l'équipe médicale. Les greffons sont classés en fonction du nombre de cheveux qu'ils contiennent (généralement de un à quatre cheveux) et de leur qualité. Cette étape est cruciale pour garantir la viabilité des greffons et optimiser leur croissance une fois implantés dans les zones dégarnies.

Pause et collation

Pendant l'intervention, des pauses seront prévues pour vous permettre de vous reposer, d'aller aux toilettes et de vous hydrater. La clinique peut également vous fournir une collation ou un repas léger, selon la durée de la procédure. N'hésitez pas à informer l'équipe médicale si vous avez besoin de quoi que ce soit ou si vous ressentez de l'inconfort à tout moment.

Création des canaux de réception

Avant d'implanter les greffons, le médecin doit créer de petits canaux de réception dans la zone receveuse de votre cuir chevelu. Ces canaux sont réalisés à l'aide d'un instrument fin et précis, en suivant un angle et une direction spécifiques pour garantir un aspect naturel et esthétique des cheveux greffés. Le médecin tiendra compte de la densité souhaitée, de la direction de croissance naturelle de vos cheveux et de la répartition des cheveux sur votre cuir chevelu pour déterminer le meilleur schéma d'implantation.

Implantation des greffons

Après la création des canaux de réception, les greffons préparés sont soigneusement implantés un par un dans ces canaux. Le médecin et son équipe travaillent avec une grande précision et un grand soin pour s'assurer que chaque greffon est correctement placé et pour éviter d'endommager les follicules pileux. Cette étape est essentielle pour garantir la survie et la croissance des cheveux greffés.

Fermeture et pansements

Une fois tous les greffons implantés, le médecin vérifiera le résultat et s'assurera que tout est en ordre. En cas de technique FUT, il sera nécessaire de fermer la zone donneuse à l'aide de sutures ou de colle chirurgicale pour favoriser la guérison et minimiser les cicatrices. Pour la méthode FUE, aucune fermeture n'est généralement nécessaire, car les petites incisions se cicatrisent rapidement.

Après l'intervention, des pansements et des bandages seront appliqués sur les zones donneuse et receveuse pour protéger les sites de greffe et favoriser la guérison. Ces pansements devront rester en place pendant une durée déterminée par le médecin, généralement de 24 à 48 heures.

Suivi immédiat postopératoire

Une fois la greffe de cheveux terminée, le médecin examinera votre cuir chevelu pour s'assurer que tout s'est bien passé et vous donnera des instructions pour les soins postopératoires, notamment en ce qui concerne les médicaments à prendre, les soins à apporter aux zones greffées, les précautions à prendre pour dormir et se laver les cheveux, ainsi que la reprise de vos activités quotidiennes. Il est essentiel de suivre attentivement ces instructions pour assurer la réussite de la greffe et prévenir les complications éventuelles. Vous pourrez vous reposer dans la salle de récupération pendant un certain temps, où le personnel de la clinique veillera sur vous et vous aidera en cas de besoin.

Départ de la clinique

Lorsque vous serez prêt à quitter la clinique, assurez-vous d'avoir tous les documents et les médicaments nécessaires, tels que des analgésiques, des antibiotiques et des lotions spéciales pour les soins postopératoires. La clinique peut également vous fournir un bonnet de protection ou une casquette pour protéger la zone greffée pendant votre retour à l'hôtel.

Transfert vers votre hébergement

La clinique peut organiser votre transport de retour à votre hébergement, soit en vous fournissant un service de navette, soit en vous aidant à réserver un taxi. Assurez-vous de suivre les instructions du médecin concernant les soins à apporter à la zone greffée pendant le trajet.

Assistance postopératoire

Votre accompagnement par la clinique ne s'arrête pas une fois que vous avez quitté les lieux. Vous devriez avoir accès à un contact pour toute question ou préoccupation postopératoire. N'hésitez pas à appeler ou à envoyer un message à votre interlocuteur en cas de besoin. La clinique peut également organiser des consultations de suivi pour surveiller votre progression et vous donner des conseils pour favoriser la croissance des cheveux greffés.

Suivi postopératoire

La clinique organisera généralement des consultations de suivi pour évaluer la progression de votre guérison et la croissance de vos cheveux greffés. Ces rendez-vous peuvent être planifiés à distance (par visioconférence) ou en personne, en fonction de votre situation et des recommandations du médecin.

En conclusion, le déroulement de l'intervention de greffe de cheveux en Turquie est un processus minutieux qui implique plusieurs étapes clés pour garantir la réussite de la procédure. En choisissant une clinique réputée et un médecin expérimenté, et en suivant attentivement les conseils et les instructions postopératoires, vous pouvez vous attendre à des résultats satisfaisants et une apparence naturelle et dense de vos cheveux.

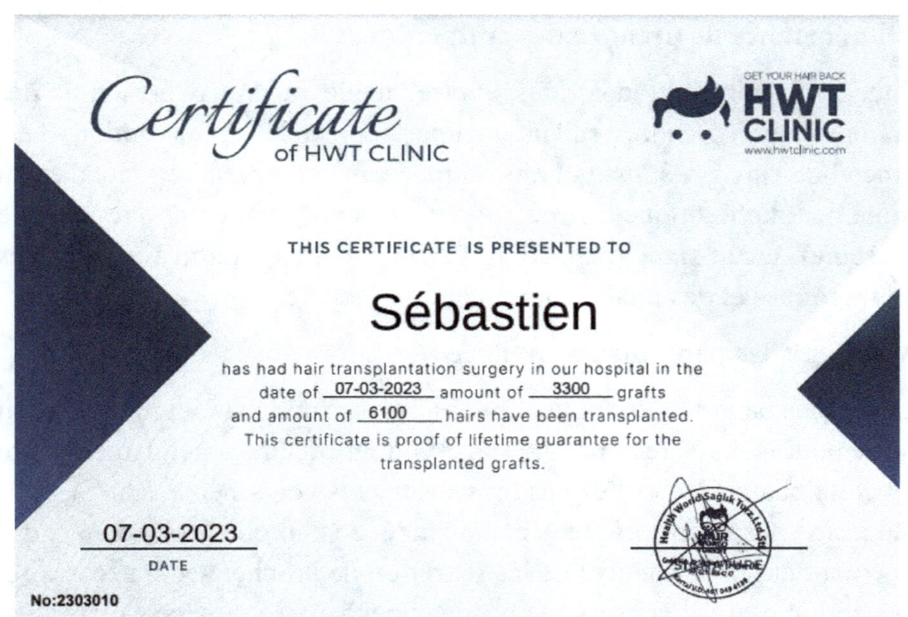

Les soins post-opératoires immédiats

Les soins post-opératoires immédiats sont essentiels pour assurer la réussite de votre greffe de cheveux et prévenir les complications. Voici les principales étapes à suivre pour prendre soin de votre cuir chevelu et favoriser la guérison et la croissance des cheveux greffés après l'intervention.

Gérer la douleur et l'inconfort post-opératoires

Il est normal de ressentir un certain inconfort, de la douleur et des tiraillements dans les zones donneuse et receveuse après l'intervention. Votre médecin vous prescrira des analgésiques pour soulager la douleur. Veillez à suivre les recommandations du médecin concernant la fréquence et la quantité de médicaments à prendre, et n'augmentez jamais la dose prescrite sans son accord.

L'importance de prendre des antibiotiques

Pour prévenir les infections, votre médecin vous prescrira des antibiotiques à prendre pendant quelques jours après l'intervention. Il est crucial de suivre les instructions du médecin et de prendre la totalité du traitement antibiotique, même si vous vous sentez bien et que vous ne présentez aucun signe d'infection. Personnellement, on m'a prescrit des antibiotiques et des médicaments contre l'œdème.

Maintenir les pansements en place

Gardez les pansements appliqués sur les zones donneuse et receveuse en place pour la durée recommandée par votre médecin, généralement entre 24 et 48 heures. Ne retirez pas les pansements vous-même, sauf si votre médecin vous l'a spécifiquement demandé. La clinique vous donnera des instructions sur la manière de les retirer ou de les changer si nécessaire. Dans mon cas, j'ai conservé le bandeau pendant 4 jours pour éviter que les gonflements ne descendent au niveau du visage.

Éviter de toucher ou de gratter les zones greffées

Il est important de ne pas toucher, frotter ou gratter les zones greffées, car cela pourrait endommager les follicules pileux et compromettre les résultats de la greffe. Si vous ressentez des démangeaisons ou des irritations, parlez-en à votre médecin, qui pourra vous prescrire un médicament ou une lotion apaisante pour soulager ces symptômes.

Dormir dans une position appropriée

Pendant les 10 jours après l'intervention, il est conseillé de dormir avec la tête légèrement surélevée pour réduire le gonflement et favoriser la circulation sanguine vers les zones greffées. Vous pouvez utiliser des oreillers supplémentaires ou un oreiller de soutien pour maintenir votre tête en position surélevée. Évitez de dormir sur le côté ou le ventre, car cela pourrait exercer une pression sur les zones greffées et affecter la guérison.

Suivre les instructions pour se laver les cheveux

Votre médecin vous donnera des instructions détaillées sur la manière de vous laver les cheveux après l'intervention. Il est généralement recommandé d'attendre quelques jours avant de se laver les cheveux pour permettre aux zones greffées de cicatriser. Lorsque vous êtes autorisé à vous laver les cheveux, utilisez un shampoing doux et sans sulfate. Il est important de noter que vous devriez éviter de frotter ou de masser vigoureusement les zones greffées. À la place, tapotez doucement ces zones pour éviter d'endommager les follicules greffés tout en nettoyant votre cuir chevelu.

Éviter les activités intenses et la transpiration excessive

Pendant les premières semaines suivant l'intervention, il est important d'éviter les activités intenses et la transpiration excessive, car cela pourrait provoquer une irritation et une infection des zones greffées. Évitez les exercices de haute intensité, les sports de contact et les activités qui provoquent une transpiration importante. Consultez votre médecin pour obtenir des conseils sur le moment et la manière de reprendre vos activités physiques habituelles.

Ne pas fumer ni consommer d'alcool

Fumer et consommer de l'alcool peuvent nuire à la guérison et réduire les chances de réussite de votre greffe de cheveux. Il est recommandé d'éviter de fumer et de boire de l'alcool pendant au moins deux semaines après l'intervention pour permettre une guérison optimale et prévenir les complications.

Appliquer des compresses froides pour réduire le gonflement

Il est normal de constater un gonflement autour des zones greffées et de la zone donneuse après l'intervention. Vous pouvez utiliser des compresses froides pour soulager le gonflement et l'inconfort. Appliquez-les sur le front et autour des yeux, en prenant soin d'éviter les zones greffées. Ne placez jamais de glace directement sur les zones greffées.

En résumé, les soins post-opératoires immédiats sont cruciaux pour assurer la réussite de votre greffe de cheveux en Turquie. En suivant attentivement les conseils et les instructions de votre médecin et en adoptant les bonnes pratiques de soins post-opératoires, vous maximiserez les chances de réussite de votre greffe et favoriserez une guérison rapide et sans complications.

Chapitre 7 :

La période post-greffe

La phase de récupération et les soins à domicile

La période post-greffe est une étape cruciale pour assurer le succès de votre greffe de cheveux en Turquie. Pendant cette phase de récupération, il est essentiel de prendre soin de vous et de suivre attentivement les instructions de votre médecin pour favoriser la guérison et la croissance des cheveux greffés. Voici quelques conseils et recommandations pour vous aider à prendre soin de vous à la maison pendant cette période, basés sur mon expérience personnelle.

Appliquer les soins topiques

Si votre médecin vous a prescrit des crèmes, des lotions ou des pommades à appliquer sur les zones greffées, assurez-vous de les utiliser conformément aux instructions. Ces produits peuvent aider à réduire les démangeaisons, les irritations et les inflammations, et favoriser la guérison de la peau. À titre personnel, j'ai appliqué une lotion à base de panthénol à partir du cinquième jour jusqu'au dixième jour après l'opération pour aider les croûtes à tomber. Un mois après l'opération, j'ai commencé à appliquer 10 à 15 gouttes d'un sérum sur tous mes cheveux et à faire un léger massage pour stimuler la croissance des cheveux. J'ai également utilisé un kit de soins de la marque H4B, qui comprenait deux shampoings spécialement conçus pour les greffes de cheveux, ainsi qu'un multivitamines, pendant toute l'année suivant ma greffe.

Maintenir une hygiène rigoureuse

Une bonne hygiène est essentielle pour prévenir les infections et favoriser la guérison des zones greffées. Lavez-vous régulièrement les mains avec du savon et de l'eau chaude, et évitez de toucher les zones greffées avec des mains sales. Gardez également votre cuir chevelu propre en suivant les instructions de votre médecin pour vous laver les cheveux.

Adopter une alimentation équilibrée

Une alimentation saine et équilibrée est importante pour soutenir votre corps pendant la phase de récupération. Consommez des aliments riches en protéines, en vitamines et en minéraux, tels que les fruits, les légumes, les céréales complètes, les légumineuses, les noix et les graines, pour favoriser la guérison et la croissance des cheveux greffés.

Éviter les activités intenses et les situations stressantes

Le stress et les activités intenses peuvent nuire à la guérison et à la croissance des cheveux greffés. Essayez de rester détendu et évitez les activités physiques intenses pendant au moins deux à trois semaines après l'intervention. Consultez votre médecin pour obtenir des conseils sur le moment et la manière de reprendre vos activités quotidiennes et vos loisirs.

Bien dormir

Le sommeil est important pour la récupération et la guérison de votre corps. Veillez à dormir suffisamment chaque nuit et à adopter une position confortable pour dormir, en évitant de mettre une pression sur les zones greffées. Utilisez des oreillers supplémentaires ou un oreiller de soutien pour maintenir votre tête légèrement surélevée et favoriser la circulation sanguine vers les zones greffées.

Éviter l'exposition au soleil et les sources de chaleur

L'exposition au soleil et aux sources de chaleur peut endommager les zones greffées et ralentir le processus de guérison. Évitez de vous exposer directement au soleil pendant au moins un mois après l'intervention. Portez un chapeau à large bord ou une casquette pour protéger votre cuir chevelu lorsque vous êtes à l'extérieur. De même, évitez les sources de chaleur directe, comme les sèche-cheveux, les fers à lisser et les saunas, pendant la période de récupération.

Respecter les recommandations concernant les soins capillaires

Votre médecin vous donnera des instructions spécifiques sur la façon de prendre soin de vos cheveux et de votre cuir chevelu pendant la phase de récupération. Respectez ces recommandations pour éviter d'endommager les greffons et favoriser la croissance des cheveux greffés. Par exemple, évitez de tirer ou de brosser vigoureusement les cheveux greffés et utilisez des produits capillaires doux et sans sulfate.

Rester en contact avec votre médecin et votre clinique

La communication avec votre médecin et votre clinique est essentielle pendant la période post-greffe. N'hésitez pas à les contacter pour poser des questions, signaler des problèmes ou demander des conseils. Ils sont là pour vous aider et vous accompagner tout au long de votre parcours de greffe de cheveux. À cet égard, les rendez-vous à distance peuvent être très utiles. Par exemple, j'ai personnellement effectué mes consultations de suivi via WhatsApp, ce qui a été très pratique.

En suivant ces conseils et recommandations, vous favoriserez une récupération rapide et sans complications et maximiserez les chances de succès de votre greffe de cheveux en Turquie. La phase de récupération est une période cruciale, et prendre soin de vous à la maison est une étape essentielle pour garantir les meilleurs résultats possibles.

Les visites de suivi et les ajustements éventuels

Les visites de suivi sont un élément essentiel de la période post-greffe, car elles permettent à votre médecin d'évaluer la progression de votre guérison, la croissance des cheveux greffés et d'apporter des ajustements éventuels si nécessaire. Voici un aperçu de l'importance des visites de suivi et des ajustements possibles après une greffe de cheveux en Turquie.

Les visites de suivi sont importantes pour plusieurs raisons :

Évaluer la guérison : Les consultations permettent à votre médecin de vérifier que les zones greffées et donneuses guérissent correctement et sans complications.

Surveiller la croissance des cheveux : Les rendez-vous de suivi donnent l'occasion d'évaluer la croissance des cheveux greffés et de s'assurer que les résultats sont conformes aux attentes.

Adapter le traitement : Si des problèmes ou des complications surviennent, votre médecin peut ajuster votre traitement pour optimiser la guérison et les résultats.

Répondre à vos questions : Les visites de suivi sont l'occasion de poser des questions, de discuter de vos préoccupations et d'obtenir des conseils de la part de votre médecin.

Le calendrier des visites de suivi varie en fonction des besoins individuels et des recommandations de votre médecin. En général, voici un calendrier type pour les rendez-vous de suivi :

- ➢ 1 semaine après l'intervention : Un premier rendez-vous pour vérifier la guérison et retirer les points de suture, si nécessaire.
- ➢ 1 mois après l'intervention : Une évaluation de la croissance des cheveux greffés et de l'état de votre cuir chevelu.
- ➢ 3 à 6 mois après l'intervention : Un suivi pour évaluer la croissance des cheveux et discuter des résultats jusqu'à présent.
- ➢ 9 à 12 mois après l'intervention : Un rendez-vous pour évaluer les résultats finaux et discuter de la satisfaction du patient.

Dans certains cas, des ajustements peuvent être nécessaires après une greffe de cheveux. Voici quelques exemples de situations où des ajustements pourraient être nécessaires :

Insatisfaction avec les résultats : Si vous n'êtes pas satisfait des résultats de votre greffe de cheveux, votre médecin peut discuter des options d'ajustement, comme une autre intervention pour ajouter plus de densité ou corriger des problèmes esthétiques.

Complications ou problèmes de guérison : Si des complications surviennent, comme des infections ou des cicatrices, votre médecin peut ajuster votre traitement pour résoudre ces problèmes et optimiser la guérison.

Perte de cheveux continue : Si vous continuez à perdre des cheveux non greffés après l'intervention, votre médecin peut discuter d'options de traitement pour ralentir ou stopper la perte de cheveux et éventuellement planifier une autre greffe de cheveux pour combler les zones clairsemées.

Il est essentiel de maintenir une communication ouverte et honnête avec votre médecin tout au long de la période post-greffe. N'hésitez pas à partager vos préoccupations, poser des questions et demander des conseils. Votre médecin est là pour vous aider et vous guider tout au long de votre parcours de greffe de cheveux, et une communication claire est cruciale pour assurer les meilleurs résultats possibles.

Il est important d'avoir des attentes réalistes et de faire preuve de patience tout au long du processus de récupération et de croissance des cheveux greffés. Les résultats d'une greffe de cheveux ne sont pas immédiats et peuvent prendre plusieurs mois à apparaître. Soyez patient et suivez les recommandations de votre médecin pour maximiser vos chances de succès.

Pour obtenir les meilleurs résultats possibles et maintenir la santé de vos cheveux greffés, il est essentiel de continuer à prendre soin de votre cuir chevelu et de vos cheveux après l'intervention. Cela inclut le respect des recommandations de votre médecin concernant les soins capillaires, l'adoption d'un mode de vie sain et l'utilisation de traitements préventifs pour ralentir ou stopper la perte de cheveux non greffés.

En résumé, les visites de suivi et les ajustements éventuels sont des éléments clés de la période post-greffe de cheveux. Assister à tous vos rendez-vous de suivi, communiquer ouvertement avec votre médecin et suivre leurs recommandations vous aidera à optimiser les résultats de votre greffe de cheveux et à assurer une récupération sans complications. La patience, les attentes réalistes et la prévention sont également essentielles pour garantir un résultat réussi et durable.

Les résultats à court, moyen et long terme

Les résultats d'une greffe de cheveux peuvent varier en fonction de nombreux facteurs, tels que la technique utilisée, les compétences du médecin et le processus de guérison du patient. Cependant, il est possible de déterminer les résultats attendus à court, moyen et long terme. Dans cette section, nous examinerons ces résultats et les facteurs qui les influencent.

Les résultats à court terme (1-3 mois)

Après une greffe de cheveux, les résultats à court terme concernent principalement la guérison et la croissance initiale des cheveux greffés. Voici ce à quoi vous pouvez vous attendre au cours des premiers mois suivant l'intervention :

Guérison : Le cuir chevelu doit guérir correctement, avec des croûtes et des rougeurs disparaissant progressivement. Les points de suture, si présents, seront retirés environ une semaine après l'intervention.

Chute des cheveux greffés : Il est normal que les cheveux greffés tombent au cours des premières semaines après l'intervention. Ce processus, appelé "choc de la chute", est temporaire et laisse place à de nouveaux cheveux.

Croissance initiale des cheveux : Vers la fin de cette période, les premiers signes de croissance des cheveux greffés devraient commencer à apparaître.

Les résultats à moyen terme (3-6 mois)

Au cours de cette période, les cheveux greffés commencent à pousser et à s'épaissir. Voici ce que vous pouvez attendre à moyen terme :

Croissance des cheveux : La croissance des cheveux greffés devient plus visible et consistante. Les cheveux peuvent être plus fins ou plus clairsemés au début, mais s'épaississent avec le temps.

Apparence améliorée : La zone greffée commence à avoir une apparence plus naturelle et moins clairsemée, et les résultats esthétiques s'améliorent progressivement.

Poursuite du traitement : Si vous suivez un traitement pour ralentir ou stopper la perte de cheveux non greffés, il est important de continuer à le faire pendant cette période pour maintenir les résultats à long terme.

Les résultats à long terme (9-12 mois et au-delà)

Les résultats à long terme de la greffe de cheveux se manifestent généralement entre 9 et 12 mois après l'intervention, bien que la croissance complète des cheveux puisse prendre jusqu'à 18 mois. Voici ce à quoi vous pouvez vous attendre à long terme :

Résultats finaux : Les cheveux greffés devraient avoir atteint leur croissance maximale et leur épaisseur optimale, et les résultats finaux devraient être visibles. La zone greffée doit avoir une apparence naturelle et dense.

Stabilité des résultats : Les cheveux greffés sont généralement résistants à la perte de cheveux future et devraient être durables à long terme. Cependant, il est important de continuer à prendre soin de votre cuir chevelu et de vos cheveux pour maintenir ces résultats.

Éventuelles interventions supplémentaires : Si vous avez encore des zones clairsemées ou si vous perdez d'autres cheveux en raison de la progression de la calvitie, des interventions supplémentaires pourraient être envisagées pour améliorer encore les résultats.

Plusieurs facteurs peuvent influencer les résultats de votre greffe de cheveux, notamment :

Qualité du donneur : La qualité des cheveux prélevés sur la zone donneuse est cruciale pour le succès de la greffe. Les cheveux épais et sains ont plus de chances de donner de bons résultats que les cheveux fins et fragiles.

Compétence du médecin : Les compétences, l'expérience et l'expertise du médecin qui effectue la greffe de cheveux sont essentielles pour obtenir les meilleurs résultats possibles. Assurez-vous de choisir un médecin qualifié et expérimenté.

Technique de greffe : La technique de greffe utilisée peut également influencer les résultats. Les techniques modernes telles que la FUE et la DHI offrent généralement de meilleurs résultats que les techniques plus anciennes telles que la FUT.

Soins post-opératoires : Le respect des instructions post-opératoires de votre médecin et la prise en charge de votre cuir chevelu et de vos cheveux après la greffe jouent un rôle clé dans l'obtention des meilleurs résultats possibles.

Facteurs individuels : Enfin, des facteurs individuels tels que la génétique, l'âge, la santé globale et le mode de vie peuvent également influencer les résultats de la greffe de cheveux.

En résumé, les résultats d'une greffe de cheveux varient à court, moyen et long terme. Il est essentiel de comprendre que la patience et les soins appropriés sont nécessaires pour maximiser les chances de succès. Les facteurs tels que la qualité du donneur, la compétence du médecin, la technique utilisée et les soins post-opératoires sont cruciaux pour obtenir les meilleurs résultats possibles.

Chapitre 8 :
Témoignages et études de cas

Récits de personnes ayant subi une greffe de cheveux en Turquie

Dans cette section, nous partagerons des témoignages et des expériences de personnes qui ont subi une greffe de cheveux en Turquie. Ces récits offrent des perspectives uniques sur le processus de greffe de cheveux et les résultats obtenus.

Thomas, 35 ans, Paris

Thomas souffrait d'une calvitie naissante depuis l'âge de 25 ans. En cherchant des solutions, il a découvert que la Turquie était une destination populaire pour les greffes de cheveux. Après avoir effectué des recherches approfondies et consulté plusieurs cliniques, il a choisi de subir une greffe de cheveux FUE dans une clinique renommée à Istanbul. Thomas a été ravi des résultats, déclarant que l'intervention a restauré sa confiance en lui et qu'il est très satisfait de l'apparence naturelle de ses cheveux.

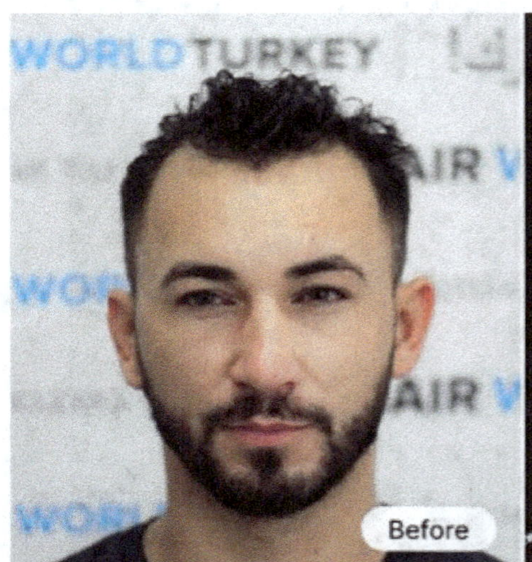

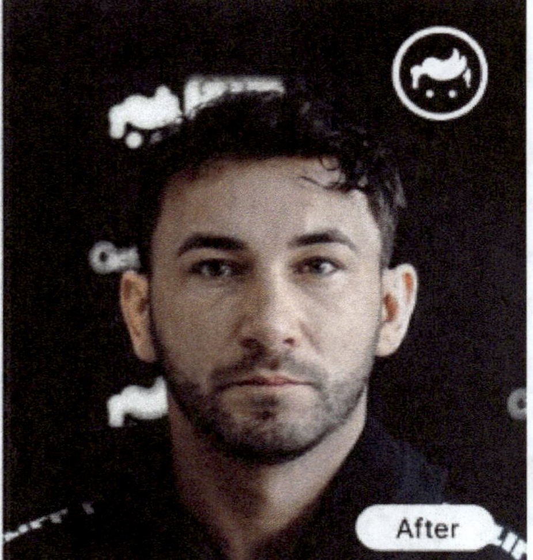

Sophie, 42 ans, Toulouse

Sophie souffrait d'un amincissement des cheveux depuis plusieurs années, ce qui l'affectait émotionnellement et socialement. Après avoir consulté un dermatologue en France, elle a décidé de se rendre en

Turquie pour une greffe de cheveux DHI. Sophie a été impressionnée par l'attention et le professionnalisme de l'équipe médicale turque. Ses cheveux ont mis environ un an à repousser complètement, mais elle est maintenant très heureuse de son apparence et de la densité de ses cheveux.

Olivier, 50 ans, Marseille

Olivier a commencé à perdre ses cheveux dans la trentaine et a finalement décidé de subir une greffe de cheveux en Turquie après avoir vu les résultats obtenus par un ami. Il a choisi une clinique réputée à Ankara et a opté pour la technique FUE. L'ensemble du processus, de la consultation préliminaire à la récupération, s'est déroulé sans problème. Olivier a constaté une amélioration significative de la densité de ses cheveux après l'intervention et recommande la Turquie comme destination pour ceux qui cherchent à subir une greffe de cheveux.

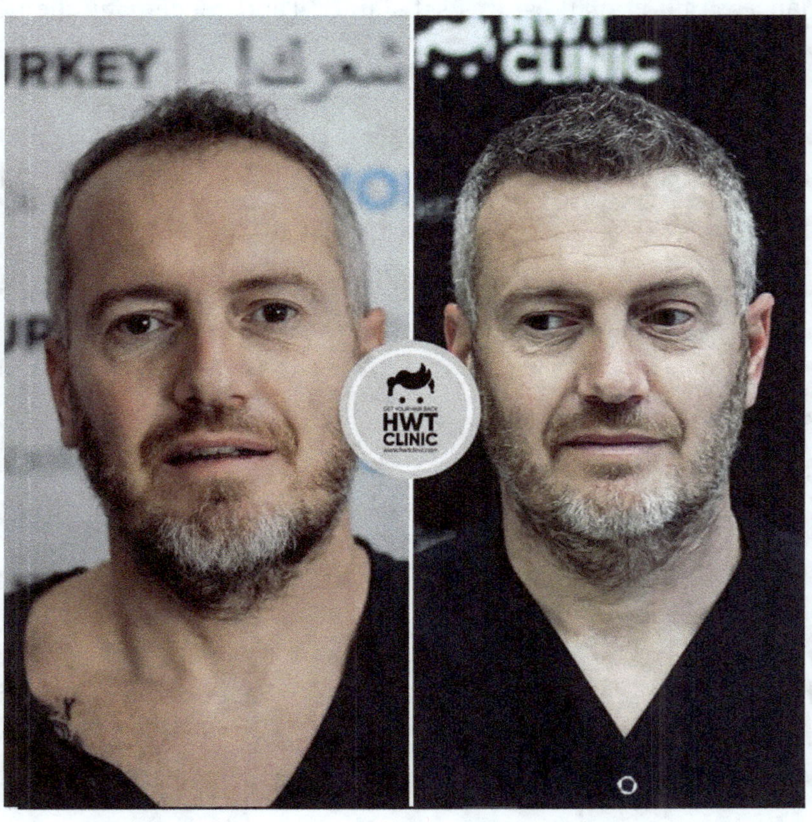

Anne, 38 ans, Nice

Anne avait une ligne de cheveux naturellement haute qui la complexait depuis l'adolescence. Elle a choisi de subir une greffe de cheveux en Turquie pour abaisser sa ligne de cheveux et donner à son front une apparence plus équilibrée. Anne a choisi la technique DHI et a été satisfaite du processus et des résultats. Elle estime que la greffe de cheveux a amélioré son apparence et sa confiance en elle.

Pierre, 45 ans, Lyon

Pierre souffrait d'une calvitie avancée et avait presque perdu tous ses cheveux sur le dessus de sa tête. Après avoir envisagé différentes options, il a décidé de subir une greffe de cheveux FUE en Turquie en raison des prix abordables et des résultats impressionnants obtenus par d'autres patients. L'intervention a été un succès et, après une période de récupération raisonnable, Pierre a constaté une repousse significative de ses cheveux. Il est ravi des résultats et recommande la Turquie à quiconque envisage une greffe de cheveux.

Julien, 30 ans, Bordeaux

Julien a commencé à perdre ses cheveux à la fin de la vingtaine et a rapidement développé une calvitie frontale prononcée. Après avoir fait des recherches en ligne et lu des témoignages de personnes ayant subi une greffe de cheveux en Turquie, il a décidé de sauter le pas. Julien a opté pour la technique FUE et a été impressionné par le professionnalisme et la compétence de l'équipe médicale. Sa ligne de cheveux a été restaurée et ses cheveux ont repoussé de manière dense et naturelle.

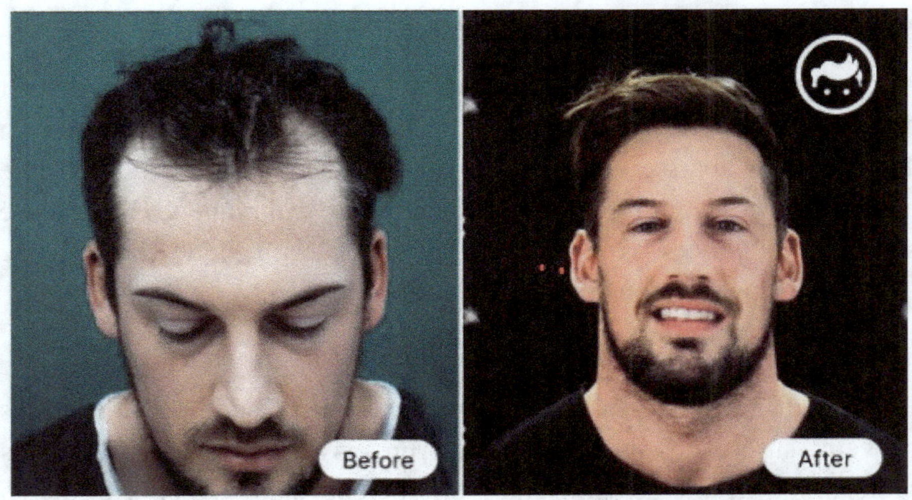

Isabelle, 48 ans, Nantes

Isabelle souffrait d'un amincissement des cheveux dû à des déséquilibres hormonaux. Elle a décidé de se rendre en Turquie pour une greffe de cheveux DHI après avoir lu des articles et des témoignages en ligne. Isabelle a été satisfaite de l'accueil chaleureux et du soutien qu'elle a reçu tout au long du processus. Les résultats de la greffe de cheveux ont dépassé ses attentes, et elle est maintenant ravie de l'épaisseur et de l'apparence de ses cheveux.

Ces témoignages démontrent la diversité des raisons pour lesquelles les gens choisissent de subir une greffe de cheveux en Turquie, ainsi que les résultats positifs obtenus par de nombreux patients. Bien que chaque expérience soit unique, il est clair que la Turquie est une destination attrayante pour ceux qui cherchent à restaurer leur chevelure grâce à une greffe de cheveux. Les cliniques turques offrent des interventions de haute qualité à des prix abordables, et de nombreuses personnes sont satisfaites de leur expérience et des résultats obtenus.

Leurs expériences, conseils et recommandations

Voici une collection de conseils et de recommandations de personnes qui ont subi une greffe de cheveux en Turquie. Ces précieuses informations pourraient aider ceux qui envisagent une telle intervention.

Thomas, 35 ans, Paris

Thomas insiste sur l'importance d'une recherche approfondie avant de choisir une clinique. Il recommande de vérifier les certifications des médecins, de demander des photos avant et après, et de lire des témoignages de patients. Il suggère également d'obtenir une consultation préliminaire pour évaluer la densité des cheveux et discuter des attentes.

Sophie, 42 ans, Toulouse

Sophie conseille de prendre le temps nécessaire pour la récupération après l'intervention. Elle met en garde contre le retour au travail trop tôt et recommande de prendre au moins une semaine de repos. Elle souligne également l'importance de suivre à la lettre les instructions post-opératoires.

Olivier, 50 ans, Marseille

Olivier insiste sur l'importance de la patience. Il prévient que les résultats ne sont pas immédiats et que les cheveux transplantés peuvent même tomber quelques semaines après l'intervention avant de repousser. Il recommande de ne pas s'inquiéter et d'attendre que le processus de repousse se termine.

Anne, 38 ans, Nice

Anne conseille d'avoir des attentes réalistes. Elle rappelle que la greffe de cheveux n'est pas une solution miracle et que les résultats dépendent de divers facteurs, notamment de la qualité de la zone donneuse et de la densité des cheveux. Elle suggère de discuter ouvertement avec le médecin de vos attentes et d'écouter ses recommandations pour obtenir les meilleurs résultats possibles.

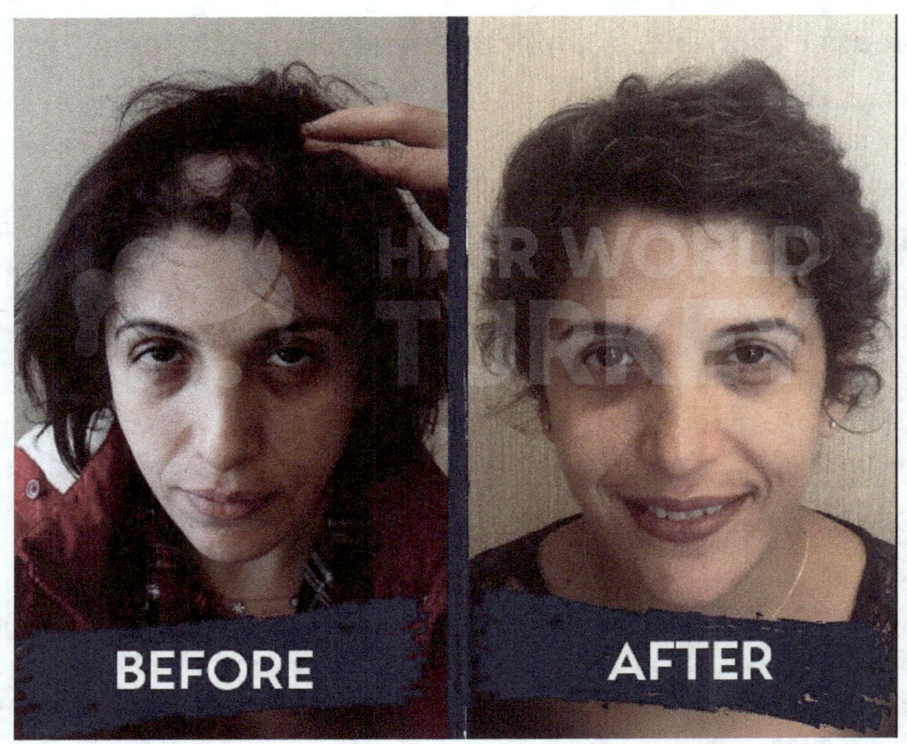

Pierre, 45 ans, Lyon

Pierre souligne l'importance du suivi post-opératoire. Il recommande de rester en contact avec la clinique et le médecin pour s'assurer que tout se passe bien et de signaler tout problème éventuel. Il conseille également de planifier des visites de suivi pour évaluer les résultats et apporter des ajustements si nécessaire.

Julien, 30 ans, Bordeaux

Julien insiste sur l'importance de prendre soin de soi après l'intervention. Il conseille de dormir avec la tête légèrement surélevée pour réduire le gonflement et d'éviter les activités physiques intenses pendant quelques semaines. Il recommande également d'éviter l'exposition au soleil et de porter un chapeau pour protéger la zone transplantée.

Isabelle, 48 ans, Nantes

Isabelle suggère de se renseigner sur les différentes techniques de greffe de cheveux avant de prendre une décision. Elle recommande de peser les avantages et les inconvénients de chaque méthode et de choisir celle qui convient le mieux à votre situation. Elle conseille également de parler à des personnes qui ont subi une greffe de cheveux pour obtenir des conseils et des recommandations basés sur leur expérience.

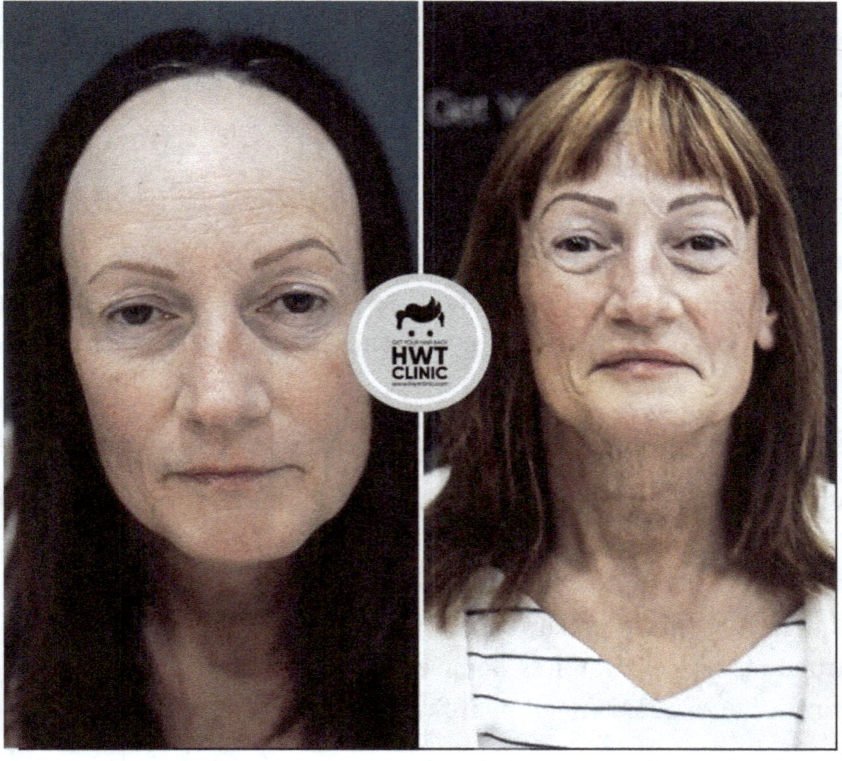

En résumé, les conseils et recommandations des personnes ayant subi une greffe de cheveux en Turquie sont les suivants :

> Faites des recherches approfondies sur les cliniques et les médecins.

> Ayez des attentes réalistes et discutez-en avec le médecin.

> Suivez attentivement les instructions post-opératoires.

- ➢ Prenez le temps nécessaire pour récupérer.

- ➢ Soyez patient et attendez que les résultats deviennent visibles.

- ➢ Restez en contact avec la clinique pour le suivi post-opératoire et les ajustements éventuels.

- ➢ Informez-vous sur les différentes techniques de greffe de cheveux et choisissez celle qui vous convient le mieux.

En tenant compte de ces conseils et en partageant vos préoccupations et vos attentes avec le médecin, vous augmenterez vos chances d'obtenir des résultats satisfaisants et d'améliorer votre apparence et votre confiance en vous grâce à une greffe de cheveux en Turquie.

Analyse des résultats et évolution dans le temps

Dans cette section, nous analysons les résultats et l'évolution des greffes de cheveux au fil du temps, en nous appuyant sur des études de cas et des témoignages de patients ayant subi une greffe de cheveux en Turquie.

Les premiers jours et semaines post-greffe

Immédiatement après la greffe de cheveux, les patients peuvent ressentir un gonflement et des rougeurs sur la zone transplantée et la zone donneuse. Ces symptômes sont normaux et disparaissent généralement en quelques jours. Pendant cette période, il est crucial de suivre les instructions post-opératoires données par la clinique et le médecin pour minimiser le risque d'infection et favoriser la cicatrisation.

Les premiers mois post-greffe

Au cours des deux à trois premiers mois suivant la greffe de cheveux, les cheveux transplantés peuvent tomber, un phénomène appelé "choc de la greffe". Il s'agit d'une étape normale et temporaire du processus de guérison, et les cheveux repoussent généralement dans les mois suivants. Les patients doivent se rappeler de ne pas s'inquiéter pendant cette phase et d'être patients.

Les résultats à court terme (3 à 6 mois)

À ce stade, les cheveux transplantés commencent généralement à repousser, et les patients peuvent observer une amélioration de la densité et de la ligne de cheveux. Les résultats varient d'un individu à l'autre en fonction de la qualité de la zone donneuse, de la technique de greffe choisie et de la densité de cheveux souhaitée.

Les résultats à moyen terme (6 à 12 mois)

Après six mois, la croissance des cheveux s'accélère, et les patients peuvent s'attendre à voir des résultats plus significatifs. La densité des cheveux continue de s'améliorer et l'apparence générale des cheveux transplantés devient plus naturelle. Les patients peuvent également constater une amélioration de la texture et de la qualité des cheveux.

Les résultats à long terme (1 à 2 ans)

Au bout d'un an à deux ans après la greffe de cheveux, les résultats sont généralement stables et durables. Les cheveux transplantés ont une apparence naturelle, avec une densité et une texture similaires à celles des cheveux non transplantés. Les patients peuvent profiter de leur nouvelle chevelure sans craindre une perte de cheveux future dans la zone transplantée.

Il est important de noter que les résultats de la greffe de cheveux dépendent de nombreux facteurs, notamment de la technique de greffe choisie, de la qualité de la zone donneuse et du nombre de follicules pileux transplantés. Les patients doivent discuter de leurs attentes avec le médecin et suivre attentivement les instructions post-opératoires pour maximiser les chances de succès.

Voici quelques témoignages de patients ayant subi une greffe de cheveux en Turquie et partageant leurs expériences et leurs évolutions dans le temps :

Maxime, 40 ans, Strasbourg

Maxime a constaté une amélioration significative de la densité de ses cheveux environ six mois après la greffe. Il a suivi les instructions post-opératoires à la lettre et a observé une croissance continue de ses cheveux au fil des mois. Après deux ans, il est ravi des résultats et de l'apparence naturelle de sa chevelure.

Sophie, 37 ans, Toulouse

Sophie a subi une greffe de cheveux pour corriger un amincissement des cheveux sur le dessus de la tête. Elle a connu la phase de "choc de la greffe" et a été patiente en attendant que les cheveux repoussent. Au bout d'un an, elle a remarqué une nette amélioration de la densité et de la texture de ses cheveux, lui donnant une apparence plus jeune et plus saine.

Ahmed, 45 ans, Marseille

Ahmed a choisi une technique de greffe de cheveux qui préservait les follicules pileux de la zone donneuse. Il a constaté que les cheveux repoussent plus rapidement dans la zone donneuse qu'il ne l'avait prévu, ce qui lui a permis d'envisager une seconde greffe pour améliorer davantage la densité de sa chevelure. Un an après sa première greffe, il est satisfait des résultats et envisage une nouvelle intervention pour obtenir une couverture encore plus complète.

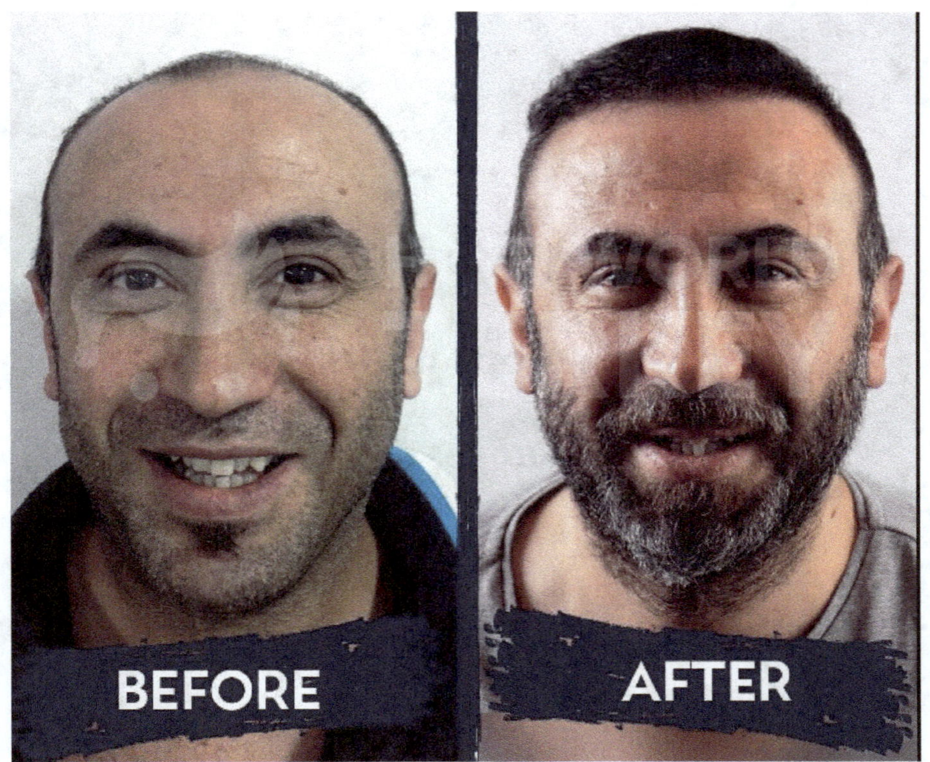

Laura, 35 ans, Nice

Laura a subi une greffe de cheveux en Turquie pour traiter une perte de cheveux due à des problèmes hormonaux. Elle a été impressionnée par la qualité des soins et l'attention portée aux détails lors de la procédure. Après un an, elle est ravie de la densité et de l'apparence naturelle de sa chevelure et a constaté une amélioration de sa confiance en elle.

En conclusion, les résultats de la greffe de cheveux en Turquie varient d'un patient à l'autre et dépendent de nombreux facteurs. Les patients doivent être patients et suivre les instructions post-opératoires pour maximiser les chances de succès. Les témoignages et les études de cas présentés dans cette section montrent que, dans l'ensemble, les patients sont satisfaits des résultats et apprécient l'amélioration de leur apparence et de leur confiance en eux grâce à la greffe de cheveux.

Chapitre 9 :

Conseils pour maintenir et optimiser les résultats

Les traitements complémentaires pour renforcer les cheveux

Après une greffe de cheveux, il est essentiel de prendre soin de vos nouveaux cheveux et de maintenir les résultats à long terme. Voici quelques traitements complémentaires et conseils pour renforcer les cheveux et optimiser les résultats de la greffe.

Les traitements médicamenteux

Certains médicaments peuvent aider à prévenir la perte de cheveux et à stimuler la croissance des cheveux. Les deux médicaments les plus couramment utilisés sont le minoxidil (Rogaine) et le finastéride (Propecia). Ces médicaments peuvent être prescrits par votre médecin pour compléter les résultats de la greffe de cheveux et prévenir la perte de cheveux dans les zones non transplantées.

Les compléments alimentaires

Les vitamines et les minéraux jouent un rôle crucial dans la santé des cheveux. Les compléments alimentaires peuvent aider à fournir les nutriments nécessaires pour favoriser la croissance des cheveux et maintenir une chevelure saine. Les compléments les plus couramment recommandés pour renforcer les cheveux incluent la biotine, la vitamine D, la vitamine E, le zinc et le fer. Assurez-vous de consulter votre médecin avant de commencer à prendre des compléments alimentaires pour éviter les interactions médicamenteuses ou les surdosages.

Les traitements topiques

Les traitements topiques tels que les sérums et les lotions peuvent être appliqués directement sur le cuir chevelu pour stimuler la croissance des cheveux et améliorer la santé des follicules pileux. Certains traitements topiques contiennent des ingrédients actifs tels que le minoxidil, qui peuvent aider à prévenir la perte de cheveux et favoriser la croissance des cheveux. D'autres traitements topiques, comme les huiles essentielles, peuvent améliorer la circulation sanguine et la santé du cuir chevelu.

Les soins capillaires appropriés

Utiliser des produits de soins capillaires adaptés à votre type de cheveux et à vos besoins spécifiques peut aider à maintenir la santé de vos cheveux et à prévenir les dommages. Choisissez des shampooings et des après-shampooings doux, sans sulfates ni parabens, qui nettoient en douceur sans déshydrater ou endommager les cheveux. Évitez également les traitements chimiques agressifs, tels que les colorations, les défrisages et les permanentes, qui peuvent affaiblir les cheveux et entraîner une perte de cheveux supplémentaire.

Les traitements au laser

La thérapie au laser à faible niveau (LLLT) est une option non invasive pour stimuler la croissance des cheveux et améliorer la densité et la qualité des cheveux. La LLLT utilise des diodes laser à faible niveau pour stimuler la circulation sanguine et l'activité cellulaire dans les follicules pileux, favorisant ainsi la croissance des cheveux. Cette thérapie peut être réalisée dans un cabinet médical ou à domicile à l'aide d'un dispositif portable. Bien que les résultats de la LLLT varient d'un individu à l'autre, de nombreuses personnes constatent une amélioration de la croissance et de la qualité des cheveux après plusieurs séances.

Les massages du cuir chevelu

Masser régulièrement votre cuir chevelu peut favoriser une meilleure circulation sanguine, réduire le stress et aider à stimuler la croissance des cheveux. Vous pouvez réaliser des massages du cuir chevelu vous-même ou demander à un professionnel de le faire. Pour masser votre cuir chevelu, utilisez vos doigts pour appliquer une légère pression et effectuez des mouvements circulaires sur l'ensemble de votre tête. Vous pouvez également utiliser des huiles essentielles, comme l'huile de romarin ou de lavande, pour améliorer les effets du massage.

La microneedling

Le microneedling, également appelé dermarolling, est une technique qui consiste à créer de minuscules perforations dans la peau à l'aide de petites aiguilles. Ces micro-blessures stimulent la production de collagène et d'élastine, améliorant ainsi la santé du cuir chevelu et favorisant la croissance des cheveux. Le microneedling peut être réalisé à domicile à l'aide d'un rouleau à aiguilles ou dans un cabinet médical par un professionnel.

La mésothérapie

La mésothérapie est une technique qui consiste à injecter de petites quantités de vitamines, d'acides aminés et de minéraux directement dans la peau pour améliorer la circulation sanguine et stimuler la croissance des cheveux. Cette méthode peut être utilisée pour compléter les résultats d'une greffe de cheveux et renforcer les cheveux existants.

En conclusion, il existe de nombreux traitements complémentaires et méthodes pour renforcer les cheveux et optimiser les résultats de la greffe de cheveux. Il est important de consulter votre médecin ou votre spécialiste de la greffe de cheveux pour déterminer les meilleures options pour votre situation et pour obtenir des conseils personnalisés sur la façon de maintenir et d'améliorer les résultats de votre greffe de cheveux.

Les habitudes de vie saines pour préserver la santé capillaire

Adopter des habitudes de vie saines peut contribuer à préserver la santé de vos cheveux et optimiser les résultats de votre greffe de cheveux. Voici quelques conseils pour intégrer ces habitudes dans votre quotidien.

Adopter une alimentation équilibrée

Une alimentation riche en nutriments essentiels est cruciale pour la santé de vos cheveux. Consommez une variété d'aliments riches en vitamines, minéraux et protéines pour favoriser la croissance des cheveux et maintenir une chevelure saine. Les aliments bénéfiques pour les cheveux incluent les légumes à feuilles vertes, les fruits, les noix, les graines, les poissons gras et les produits laitiers faibles en gras.

Gérer le stress

Le stress peut avoir un impact négatif sur la santé des cheveux et contribuer à la perte de cheveux. Apprenez à gérer votre stress en pratiquant des techniques de relaxation, comme la méditation, le yoga ou la respiration profonde. Trouvez également des activités qui vous procurent du plaisir et du bien-être, comme la lecture, la peinture ou la marche en plein air.

Dormir suffisamment

Le sommeil est essentiel à la santé globale de votre corps, y compris celle de vos cheveux. Visez à dormir entre 7 et 9 heures par nuit pour permettre à votre corps de se réparer et de se régénérer. Adoptez une routine de sommeil régulière et créez un environnement propice au repos en évitant les écrans avant de dormir et en maintenant une température confortable dans votre chambre.

Faire de l'exercice régulièrement

L'exercice physique peut améliorer la circulation sanguine et réduire le stress, deux facteurs importants pour la santé des cheveux. Essayez d'inclure des activités physiques variées dans votre routine, comme la marche, la natation, le vélo ou le yoga. Visez au moins 2h30 d'exercice modéré par semaine, en répartissant vos séances sur plusieurs jours.

Éviter les coiffures et les traitements capillaires agressifs

Les coiffures serrées, comme les queues de cheval, les tresses et les chignons, peuvent endommager les cheveux et entraîner une perte de cheveux. Évitez ces coiffures et optez pour des styles plus doux qui n'exercent pas de tension excessive sur les follicules pileux. Limitez également l'utilisation d'outils chauffants, comme les sèche-cheveux, les fers à lisser et les fers à friser, qui peuvent affaiblir les cheveux et provoquer leur casse.

Arrêter de fumer

Fumer réduit la circulation sanguine vers les follicules pileux, ce qui peut entraîner une perte de cheveux et compromettre les résultats de votre greffe de cheveux. Si vous fumez, arrêtez le plus tôt possible pour améliorer la santé de vos cheveux et votre bien-être général.

Limiter l'exposition au soleil

Le soleil peut endommager les cheveux et les follicules pileux, ce qui peut compromettre la santé capillaire. Protégez vos cheveux et votre cuir chevelu des rayons UV en portant un chapeau lorsque vous êtes à l'extérieur, surtout pendant les heures les plus chaudes de la journée. Vous pouvez également utiliser des produits capillaires contenant un filtre solaire pour offrir une protection supplémentaire.

Utiliser des produits capillaires adaptés

Choisissez des produits capillaires doux et sans sulfate pour nettoyer et hydrater vos cheveux sans les agresser. Les shampooings et après-shampooings sans sulfate sont moins irritants pour le cuir chevelu et contribuent à préserver l'hydratation naturelle des cheveux. Évitez également les produits coiffants contenant de l'alcool, qui peuvent dessécher et endommager les cheveux.

Hydrater et nourrir le cuir chevelu

Un cuir chevelu sain est essentiel pour maintenir des cheveux en bonne santé. Utilisez des huiles naturelles, comme l'huile de coco, l'huile d'argan ou l'huile de jojoba, pour hydrater et nourrir votre cuir chevelu. Vous pouvez également masser ces huiles sur votre cuir chevelu pour stimuler la circulation sanguine et favoriser une meilleure croissance des cheveux. Pensez à utiliser des masques capillaires nourrissants pour renforcer et hydrater vos cheveux de manière régulière.

Consommer des compléments alimentaires

Les compléments alimentaires peuvent aider à fournir les nutriments essentiels pour favoriser la croissance des cheveux et maintenir une chevelure saine. Les vitamines et minéraux couramment utilisés pour soutenir la santé des cheveux comprennent la biotine, la vitamine D, la vitamine E, le zinc et le fer. Avant de commencer à prendre des compléments alimentaires, consultez votre médecin ou un nutritionniste pour déterminer lesquels sont les plus adaptés à votre situation.

Prendre soin de ses cheveux au quotidien

Traitez vos cheveux avec délicatesse pour éviter de les abîmer. Lorsque vous vous brossez les cheveux, utilisez une brosse à poils doux et commencez par les pointes, en remontant progressivement vers les racines pour éviter de casser les cheveux. Lorsque vous séchez vos cheveux, évitez de les frotter vigoureusement avec une serviette ; préférez les éponger doucement pour éliminer l'excès d'eau.

En conclusion, adopter des habitudes de vie saines est essentiel pour préserver la santé de vos cheveux et optimiser les résultats de votre greffe de cheveux. En mettant en pratique ces conseils, vous contribuerez à favoriser une croissance saine et durable de vos cheveux, tout en améliorant votre bien-être général.

Gérer les attentes et la satisfaction

Gérer ses attentes et maintenir un niveau de satisfaction élevé après une greffe de cheveux est essentiel pour une expérience globalement positive. Voici quelques conseils pour vous aider à établir des attentes réalistes et à maintenir votre satisfaction tout au long du processus de greffe de cheveux.

Comprendre les limites de la greffe de cheveux

Il est important de comprendre que la greffe de cheveux ne peut pas restaurer l'intégralité de votre chevelure d'antan. Les médecins et les cliniques de greffe de cheveux travaillent avec les cheveux disponibles sur votre cuir chevelu pour obtenir les meilleurs résultats possibles. Ainsi, il est crucial d'ajuster vos attentes en fonction de la densité et de la qualité de vos cheveux restants.

Faire des recherches approfondies

Informez-vous sur les différentes techniques de greffe de cheveux, les résultats attendus et les délais de récupération pour chaque méthode. Cela vous permettra de comprendre les avantages et les inconvénients de chaque option et de choisir celle qui correspond le mieux à vos besoins et à vos attentes.

Choisir un médecin et une clinique compétents

La qualité des résultats de votre greffe de cheveux dépend en grande partie de l'expertise et de l'expérience de votre médecin et de l'équipe médicale qui vous entoure. Assurez-vous de choisir une clinique et un médecin qui possèdent une solide réputation et de nombreuses années d'expérience dans le domaine de la greffe de cheveux.

Avoir des consultations approfondies

Discutez avec votre médecin de vos attentes, de vos craintes et de vos questions lors des consultations pré-greffe. Une communication claire et honnête avec votre médecin vous permettra de mieux comprendre ce à quoi vous attendre et de vous sentir plus en confiance dans le processus.

Suivre les instructions post-greffe

Le respect des instructions post-greffe données par votre médecin est essentiel pour garantir les meilleurs résultats possibles et éviter les complications. Prenez soin de votre cuir chevelu et de vos cheveux conformément aux recommandations de votre médecin pour favoriser une guérison rapide et une croissance saine des cheveux greffés.

Être patient et réaliste

Il est important de se rappeler que les résultats d'une greffe de cheveux ne sont pas immédiats. La croissance des cheveux greffés peut prendre plusieurs mois, et il peut être nécessaire d'attendre jusqu'à un an pour voir les résultats finaux. Soyez patient et réaliste quant au délai nécessaire pour obtenir des résultats satisfaisants.

Accepter les ajustements éventuels

Il se peut que vous ayez besoin d'ajustements ou de séances supplémentaires pour obtenir les résultats souhaités. Accepter cette possibilité dès le départ vous permettra de mieux gérer vos attentes et de rester satisfait de votre expérience globale.

Prendre en compte les aspects émotionnels

La greffe de cheveux peut être une expérience émotionnelle pour de nombreuses personnes, et il est important de prendre en compte ces aspects tout au long du processus. N'hésitez pas à exprimer vos émotions et à partager vos inquiétudes avec votre médecin, votre famille ou vos amis. Le soutien émotionnel est essentiel pour gérer les attentes et maintenir votre satisfaction.

Se concentrer sur les aspects positifs

Après votre greffe de cheveux, concentrez-vous sur les améliorations que vous observez, même si elles sont mineures. Célébrez chaque étape de la croissance de vos nouveaux cheveux et appréciez les changements positifs dans votre apparence et votre confiance en vous.

Adopter un mode de vie sain pour maintenir les résultats

Pour optimiser les résultats de votre greffe de cheveux et préserver la santé de vos cheveux, adoptez un mode de vie sain, incluant une alimentation équilibrée, une activité physique régulière, un sommeil suffisant et la gestion du stress. Ces habitudes contribueront non seulement à la santé de vos cheveux, mais aussi à votre bien-être général.

Être ouvert au changement

Il est possible que, malgré vos efforts, vous ne soyez pas entièrement satisfait des résultats de votre greffe de cheveux. Dans ce cas, soyez ouvert au changement et explorez d'autres options pour améliorer votre apparence, comme les traitements complémentaires, les coiffures adaptées ou les produits capillaires spécifiques.

En résumé, gérer les attentes et la satisfaction après une greffe de cheveux est un aspect essentiel du processus. En adoptant une approche réaliste, en vous informant, en communiquant ouvertement avec votre médecin et en prenant soin de vous-même, vous serez en mesure de maintenir un niveau de satisfaction élevé et de profiter pleinement des bénéfices de votre greffe de cheveux.

Chapitre 10 :

Questions fréquemment posées

Est-ce que la greffe de cheveux est douloureuse ?

La greffe de cheveux est généralement réalisée sous anesthésie locale, ce qui signifie que vous ne ressentirez pas de douleur pendant l'intervention. Après l'opération, des douleurs légères à modérées et des sensations d'inconfort peuvent survenir, mais elles peuvent être gérées avec des médicaments contre la douleur prescrits par votre médecin.

Combien de temps dure l'intervention de greffe de cheveux ?

La durée de l'intervention dépend de la technique utilisée et du nombre de follicules pileux à greffer. En général, une greffe de cheveux peut durer entre 4 et 8 heures.

Quel est le coût d'une greffe de cheveux en Turquie ?

Le coût d'une greffe de cheveux en Turquie varie en fonction de la clinique, de la technique utilisée et du nombre de greffons nécessaires. En général, les prix sont plus abordables qu'en Europe ou en Amérique du Nord, ce qui explique la popularité de la Turquie en tant que destination pour les greffes de cheveux. Les prix peuvent varier entre 1 500 et 3 500 euros, incluant généralement l'hébergement et les transferts.

Combien de temps faut-il pour voir les résultats de la greffe de cheveux ?

Les résultats de la greffe de cheveux ne sont pas immédiats. Les cheveux greffés commencent généralement à pousser après 3 à 4 mois et continuent de croître pendant environ un an. Les résultats finaux sont généralement visibles après 12 à 18 mois.

Les résultats de la greffe de cheveux sont-ils permanents ?

Les cheveux greffés proviennent généralement de la zone donneuse résistante à la calvitie, ce qui signifie qu'ils ne sont pas sujets à la chute de cheveux liée à la calvitie. Cependant, il est important de noter que la greffe de cheveux ne stoppe pas la progression de la calvitie. Vous pourriez donc continuer à perdre vos cheveux non greffés et nécessiter des traitements supplémentaires pour maintenir les résultats.

Quelles sont les techniques de greffe de cheveux les plus courantes ?

Les techniques de greffe de cheveux les plus courantes sont la FUE (Follicular Unit Extraction) et la FUT (Follicular Unit Transplantation). La FUE consiste à prélever individuellement les follicules pileux de la zone donneuse, tandis que la FUT consiste à prélever une bande de cuir chevelu contenant plusieurs follicules, qui sont ensuite séparés en greffons individuels.

Puis-je choisir la densité de cheveux que je souhaite après la greffe ?

La densité des cheveux après la greffe dépend de plusieurs facteurs, tels que le nombre de follicules pileux disponibles dans la zone donneuse et la surface à couvrir. Votre médecin évaluera votre situation et discutera avec vous de vos attentes pour déterminer la densité de cheveux réalisable et esthétiquement appropriée.

Y a-t-il des risques ou des effets secondaires liés à la greffe de cheveux ?

Comme pour toute intervention chirurgicale, la greffe de cheveux comporte certains risques et effets secondaires potentiels. Ceux-ci peuvent inclure des infections, des saignements, des cicatrices, des engourdissements temporaires et une repousse inégale des cheveux. Choisir un médecin expérimenté et une clinique réputée peut aider à minimiser ces risques.

Puis-je reprendre mes activités normales immédiatement après la greffe de cheveux ?

Il est recommandé de prendre quelques jours de repos après l'intervention pour permettre à votre cuir chevelu de guérir. Évitez les activités intenses et les sports pendant au moins deux semaines, car cela pourrait provoquer une pression ou un stress sur les zones greffées et affecter les résultats.

Les cheveux greffés auront-ils la même texture et la même couleur que mes cheveux naturels ?

Les cheveux greffés proviennent de votre propre cuir chevelu, ce qui signifie qu'ils auront la même texture et la même couleur que vos cheveux naturels. Cependant, il est important de noter que la texture et la couleur des cheveux peuvent être affectées par des facteurs tels que le vieillissement, les traitements capillaires et les changements hormonaux.

Peut-on greffer des cheveux sur une cicatrice ?

Oui, il est possible de greffer des cheveux sur une cicatrice pour la dissimuler. Cependant, la réussite de cette procédure dépend de la taille, de la localisation et de la qualité de la cicatrice. Consultez un médecin spécialisé pour évaluer si cette option est adaptée à votre situation.

Quelles sont les alternatives à la greffe de cheveux ?

Si vous n'êtes pas un candidat idéal pour la greffe de cheveux ou si vous préférez d'autres options, il existe des alternatives telles que les traitements médicamenteux (finastéride, minoxidil), les perruques, les compléments capillaires et les techniques de camouflage capillaire.

Comment prendre soin de mes cheveux après la greffe ?

Après la greffe de cheveux, suivez les instructions de votre médecin concernant les soins post-opératoires. Cela peut inclure des conseils sur le lavage des cheveux, l'application de médicaments topiques et la gestion de l'enflure et de la douleur. Adopter un mode de vie sain et prendre soin de vos cheveux en évitant les traitements agressifs et les colorations.

Les femmes peuvent-elles également bénéficier d'une greffe de cheveux?

Oui, les femmes peuvent également bénéficier d'une greffe de cheveux si elles souffrent de perte de cheveux permanente. Cependant, la cause de la perte de cheveux chez les femmes est souvent différente de celle des hommes et peut nécessiter une évaluation et une approche spécifiques. Consultez un médecin spécialisé pour discuter de vos options et déterminer si une greffe de cheveux est adaptée à votre situation.

Est-il possible de combiner une greffe de cheveux avec d'autres traitements capillaires ?

Oui, il est possible de combiner une greffe de cheveux avec d'autres traitements capillaires, tels que les médicaments (finastéride, minoxidil) ou les traitements au plasma riche en plaquettes (PRP) pour stimuler la croissance des cheveux et améliorer les résultats. Discutez avec votre médecin des options qui pourraient être bénéfiques dans votre cas.

Puis-je me teindre les cheveux après une greffe de cheveux ?

Il est généralement recommandé d'attendre au moins un mois après la greffe de cheveux avant de teindre vos cheveux. Cela permet à votre cuir chevelu de guérir complètement et d'éviter d'endommager les follicules pileux greffés. Assurez-vous d'utiliser des produits doux et de suivre les instructions du fabricant pour minimiser les risques d'irritation du cuir chevelu.

Comment puis-je savoir si ma greffe de cheveux a réussi ?

Le succès d'une greffe de cheveux se mesure généralement par la croissance des cheveux greffés et la satisfaction du patient. Vous devriez commencer à voir une nouvelle croissance de cheveux après 3 à 4 mois, avec des résultats finaux visibles après 12 à 18 mois. Les visites de suivi avec votre médecin vous permettront d'évaluer l'évolution de la greffe et d'identifier d'éventuelles préoccupations ou ajustements nécessaires.

Y a-t-il des restrictions d'âge pour une greffe de cheveux ?

Il n'y a pas de restrictions d'âge strictes pour une greffe de cheveux, mais les médecins recommandent généralement d'attendre que la perte de cheveux se stabilise avant de procéder à une greffe. Cela signifie que les patients plus jeunes pourraient être invités à attendre quelques années pour s'assurer que la progression de la calvitie est bien établie et que les résultats de la greffe seront durables.

Comment choisir entre une clinique en Turquie et une clinique dans mon pays ?

Le choix entre une clinique en Turquie et une clinique dans votre pays dépend de plusieurs facteurs, tels que le coût, la réputation de la clinique, la qualité des services et vos préférences personnelles. La Turquie est réputée pour ses cliniques de greffe de cheveux de haute qualité et ses prix abordables, mais il est important de faire des recherches approfondies et de comparer les options pour trouver la meilleure solution pour vous.

Peut-on faire plusieurs greffes de cheveux ?

Oui, il est possible de réaliser plusieurs greffes de cheveux si nécessaire. Les patients qui souhaitent augmenter la densité des cheveux ou traiter des zones supplémentaires de perte de cheveux peuvent avoir besoin de plusieurs interventions. Cependant, la quantité de cheveux disponibles dans la zone donneuse est limitée, et cela peut affecter le nombre total de greffes de cheveux possibles.

La greffe de cheveux laisse-t-elle des cicatrices visibles ?

La greffe de cheveux peut laisser de petites cicatrices à l'endroit où les follicules pileux ont été prélevés et implantés. Cependant, ces cicatrices sont généralement minimes et peuvent être facilement dissimulées par la croissance des cheveux environnants. La technique FUE, en particulier, est réputée pour laisser des cicatrices moins visibles que la technique FUT.

Puis-je utiliser les cheveux d'un donneur pour ma greffe de cheveux ?

Actuellement, la greffe de cheveux à partir d'un donneur n'est pas une option viable en raison du risque de rejet des follicules pileux par le système immunitaire du receveur. Les greffes de cheveux sont autologues, ce qui signifie que les follicules pileux sont prélevés sur votre propre cuir chevelu pour minimiser les risques de rejet et assurer la meilleure croissance possible des cheveux greffés.

Quels sont les risques et les complications possibles d'une greffe de cheveux ?

Comme toute intervention chirurgicale, la greffe de cheveux comporte certains risques et complications potentiels. Parmi les complications possibles figurent les infections, les saignements, les cicatrices, les réactions allergiques à l'anesthésie locale, les douleurs post-opératoires et les engourdissements temporaires du cuir chevelu. Les résultats de la greffe de cheveux peuvent également varier, et certains patients peuvent ne pas être satisfaits de l'apparence ou de la densité de leurs cheveux greffés. Il est important de discuter de ces risques avec votre médecin avant de vous engager dans une greffe de cheveux.

Conclusion

Et voilà, nous sommes arrivés à la fin de ce voyage, un voyage qui a commencé avec une simple idée, celle de dire adieu à la calvitie, et qui s'est transformée en une aventure de transformation personnelle et de confiance retrouvée.

Comme moi, et comme tant d'autres hommes qui ont fait le choix de la greffe de cheveux en Turquie, vous avez maintenant toutes les clés en main pour prendre une décision éclairée et faire le pas vers une nouvelle version de vous-même. Une version où vous pouvez vous regarder dans le miroir et vous sentir bien, où vous pouvez marcher dans la rue avec assurance, où vous pouvez recevoir des compliments sur votre apparence et vous sentir fier.

Je me souviens encore du jour où j'ai franchi les portes de la clinique en Turquie. J'étais nerveux, bien sûr, mais aussi plein d'espoir. Et quand j'ai vu les résultats quelques mois plus tard, j'ai su que j'avais fait le bon choix. Aujourd'hui, je peux dire sans hésitation que cette expérience a dépassé mes attentes. Et je ne suis pas le seul. J'ai rencontré et échangé avec de nombreux hommes qui ont vécu la même transformation, et qui partagent ce sentiment de renouveau et de confiance.

Alors, si vous êtes prêt à dire adieu à la calvitie, si vous êtes prêt à vous embarquer dans cette aventure, sachez que vous n'êtes pas seul. Il y a une communauté d'hommes qui ont fait le même voyage, qui ont surmonté les mêmes défis, et qui sont là pour vous soutenir. Et n'oubliez pas, la Turquie est là, prête à vous accueillir avec son expertise de classe mondiale, son accueil chaleureux et son engagement envers votre satisfaction.

En conclusion, je vous laisse avec cette pensée : la calvitie n'est pas une fatalité. C'est une opportunité. Une opportunité de vous réinventer, de vous redécouvrir, et de vous aimer davantage. Alors, prenez cette opportunité. Dites adieu à la calvitie. Et dites bonjour à une nouvelle vie pleine de confiance et de bonheur.

Si vous avez trouvé ce livre utile, je vous serais très reconnaissant si vous pouviez prendre un moment pour laisser un avis sur Amazon. J'adore les 5 étoiles et je lis tous vos commentaires ! Si vous avez des questions ou si vous souhaitez partager votre expérience, n'hésitez pas à me contacter par email à sebastien.balbiani@gmail.com. Je serai toujours là pour vous.

Fraternellement,

Sébastien

ANNEXES

Annexe 1 : Liste des 10 cliniques contactées pour ma greffe de cheveux

HWT Clinic :

🔗 https://www.hwtclinic.com

✉ info@clinicexpert.com

Clinique du Dr Serkan Aygin : jouissant d'un taux de satisfaction de 98 %, cette clinique propose des interventions d'un coût compris entre 2 500 et 3 000 euros. Les patients rapportent d'excellents résultats et un haut niveau de satisfaction.

🔗 https://www.drserkanaygin.com

✉ info@drserkanaygin.com

Este Turkey : avec un taux de satisfaction de 97 %, cette clinique offre des greffes capillaires pour un tarif allant de 2 000 à 3 000 euros. Les patients soulignent d'excellents résultats et une expérience plaisante.

🔗 https://esteturkey.com

✉ info@esteturkey.com

Clinicana : cette clinique affiche un taux de satisfaction de 95 % et des tarifs oscillants entre 2 000 et 3 000 euros. Les patients mentionnent de bons résultats et un niveau de satisfaction élevé.

🔗 https://www.clinicana.com

✉ info@clinicana.com

Vera Clinic : proposant des greffes capillaires pour un montant de 2 500 à 3 500 euros, cette clinique jouit d'un taux de satisfaction de 96 %. Les patients évoquent d'excellents résultats et une expérience professionnelle.

🔗 https://www.veraclinic.net

✉ info@veraclinic.net

Istanbul Aesthetic Center : avec un taux de satisfaction de 95 %, cette clinique offre des interventions pour un coût compris entre 2 000 et 3 000 euros. Les patients mettent en avant de bons résultats et un personnel sympathique.

🔗 https://istanbulaestheticcenter.com

✉ info@istanbulaestheticcenter.com

Clinic Expert : cette clinique présente un taux de satisfaction de 93 % et des tarifs variant entre 2 000 et 3 000 euros. Les patients évoquent de bons résultats et une expérience professionnelle.

🔗 https://www.clinicexpert.com

✉ info@clinicexpert.com

Smile Hair Clinic : avec un taux de satisfaction de 92 %, cette clinique propose des greffes capillaires pour un coût allant de 2 000 à 3 000 euros. Les patients mentionnent de bons résultats et un personnel accueillant.

🔗 https://www.smilehairclinic.com

✉ info@smilehairclinic.com

Istanbul Hair Institute : affichant un taux de satisfaction de 91 %, cette clinique offre des interventions pour un montant de 2 500 à 3 500 euros. Les patients rapportent de bons résultats et une expérience professionnelle.

🔗 https://www.istanbulhairinstitute.com

✉ info@istanbulhairinstitute.com

Resul Yaman Hair Clinic : cette clinique, proposant des greffes capillaires pour un coût variant entre 2 000 et 3 000 euros, jouit d'un taux de satisfaction de 90 %. Les patients évoquent de bons résultats et une expérience confortable.

🔗 https://www.resulyamanhair.com

✉ info@resulyaman.com

Annexe 2 : Glossaire des termes techniques liés à la greffe de cheveux

Alopécie : Terme médical pour la perte de cheveux ou la calvitie.

Alopécie androgénétique : Calvitie héréditaire et progressive qui se caractérise par une perte de cheveux sur le dessus et les côtés de la tête. C'est la forme la plus courante de calvitie chez les hommes et les femmes.

Anagène : Phase de croissance active des follicules pileux.

Bandelette : Section de cuir chevelu prélevée lors d'une intervention FUT, contenant des follicules pileux destinés à être greffés.

Catagène : Phase de repos des follicules pileux, pendant laquelle les cheveux cessent de pousser.

Densité capillaire : Nombre de follicules pileux par unité de surface sur le cuir chevelu. La densité capillaire peut varier d'une personne à l'autre et d'une région du cuir chevelu à l'autre.

DHI (Direct Hair Implantation) : Technique de greffe de cheveux qui utilise un stylo-implanteur pour insérer directement les greffons dans le cuir chevelu sans réaliser de canaux.

Donneur : Zone du cuir chevelu où les follicules pileux sont prélevés pour être greffés sur la zone receveuse.

Follicule pileux : Structure microscopique qui produit les cheveux. Un follicule pileux peut contenir un ou plusieurs cheveux.

FUE (Follicular Unit Extraction) : Technique de greffe de cheveux qui implique le prélèvement individuel des follicules pileux de la zone donneuse à l'aide d'un outil spécialisé.

FUT (Follicular Unit Transplantation) : Technique de greffe de cheveux qui consiste à prélever une bandelette de cuir chevelu de la zone donneuse et à diviser cette bandelette en greffons individuels pour la transplantation.

Greffon : Unité de follicules pileux prélevée de la zone donneuse et préparée pour la transplantation.

Mésothérapie : Technique médicale qui consiste à injecter des substances directement dans la peau pour traiter diverses affections, y compris la chute de cheveux.

Microgreffe : Greffe de cheveux utilisant des unités folliculaires composées d'un à trois cheveux.

Mini-greffe : Greffe de cheveux utilisant des unités folliculaires composées de quatre à six cheveux.

PRP (Plasma Riche en Plaquettes) : Traitement capillaire qui utilise le plasma sanguin du patient, riche en plaquettes et en facteurs de croissance, pour stimuler la croissance des cheveux et améliorer la qualité des cheveux existants.

Receveur : Zone du cuir chevelu où les follicules pileux sont transplantés pour combler les zones chauves ou clairsemées.

Rogaine : Nom de marque du minoxidil, médicament topique utilisé pour traiter la perte de cheveux.

Sébum : Substance huileuse produite par les glandes sébacées pour lubrifier la peau et les cheveux.

Télogène : Phase de chute des cheveux pendant laquelle les cheveux sont expulsés du follicule pileux.

Telogen effluvium : Perte de cheveux temporaire due à un stress physique ou émotionnel, à une maladie ou à un changement hormonal.

Testostérone : Hormone androgène présente chez les hommes et les femmes, impliquée dans la croissance et le développement des caractéristiques sexuelles secondaires et dans la régulation de la croissance des cheveux.

Trichogramme : Analyse des cheveux et des follicules pileux prélevés du cuir chevelu pour évaluer la santé et la phase de croissance des cheveux.

Unité folliculaire : Groupe naturel de follicules pileux, généralement composé de un à quatre cheveux.

Zone donneuse : Région du cuir chevelu où les follicules pileux sont prélevés pour être greffés sur la zone receveuse. La zone donneuse se situe généralement à l'arrière et sur les côtés de la tête, où les cheveux sont plus résistants à la chute.

Zone receveuse : Région du cuir chevelu où les follicules pileux prélevés de la zone donneuse sont transplantés pour combler les zones chauves ou clairsemées.

Ce glossaire vous aidera à mieux comprendre les termes techniques liés à la greffe de cheveux et à faciliter vos recherches et vos échanges avec les professionnels du domaine.

Annexe 3 : Ressources supplémentaires et contacts utiles

Afin de vous aider dans votre parcours vers une greffe de cheveux réussie en Turquie, voici une liste de ressources supplémentaires et de contacts utiles que vous pouvez consulter.

1. **Organisations et associations professionnelles**

- International Society of Hair Restoration Surgery (ISHRS) : https://www.ishrs.org

- IROSH Société Française de Greffe Capilaire : https://irosh.fr/

Ces organisations offrent des informations sur les avancées dans le domaine de la greffe de cheveux et les médecins membres qui suivent des normes éthiques et professionnelles strictes.

2. **Forums et communautés en ligne**

- Hair Restoration Network : https://www.hairrestorationnetwork.com

- HairLossTalk : https://www.hairlosstalk.com

- Bald Truth Talk : https://www.baldtruthtalk.com

- Doctissimo - Forum Calvitie et perte de cheveux : https://forum.doctissimo.fr/sante/calvitie-cheveux/liste_sujet-1.htm

Ces forums et communautés en ligne vous permettent d'échanger avec d'autres personnes qui ont vécu ou envisagent une greffe de cheveux. Vous pourrez poser des questions, partager vos expériences et obtenir des conseils et des recommandations.

3. **Sites web d'information et de comparaison de cliniques**

- HairPalace : https://www.hairpalace.fr/greffe-de-cheveux-turquie/

- Turquie Santé :
  https://www.turquiesante.com/destination/turquie.html

- Meilleure Clinique : https://www.meilleureclinique.fr/implant-capillaire/greffe-de-cheveux/turquie/

Ces sites web offrent des informations détaillées sur les cliniques de greffe de cheveux en Turquie, les techniques utilisées, les médecins, les tarifs et les forfaits disponibles.

4. Blogs et vlogs sur la greffe de cheveux

- Hair Transplant Mentor : https://www.hairtransplantmentor.com

- The Hair Loss Show :
  https://www.youtube.com/c/TheHairLossShow

- Le blog de Winslegue : https://www.winslegue.com/calvitie-ma-greffe-de-cheveux-fue/

- Monsieur Cheveux (blog en français) :
  https://www.youtube.com/@ConsultantCapillaire

- Jérémy Delattre (chaîne YouTube en français) :
  https://www.youtube.com/@JeremyDelattre

Ces blogs et vlogs partagent des expériences personnelles, des conseils, des informations sur les dernières avancées et des interviews de professionnels dans le domaine de la greffe de cheveux.

5. Conseils aux voyageurs

- Ministère des Affaires étrangères (France) - Conseils aux voyageurs pour la Turquie :
  https://www.diplomatie.gouv.fr/fr/conseils-aux-voyageurs/conseils-par-pays-destination/turquie/

- Ambassade de Turquie en France : http://paris.emb.mfa.gov.tr

Ces sites vous fourniront des informations sur les conditions de voyage, les formalités d'entrée et les conseils de sécurité pour votre séjour en Turquie.

N'hésitez pas à utiliser ces ressources et contacts utiles pour compléter les informations contenues dans ce guide et vous aider dans votre démarche pour une greffe de cheveux en Turquie.